T0197214

Was macht ein gelungenes Leben aus?

Sven Barnow

Was macht ein gelungenes Leben aus?

Weisheiten der Stoiker und moderne Forschung zu Glück und Emotionsregulation

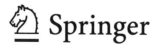 Springer

Sven Barnow
Psychologisches Institut
Universität Heidelberg
Heidelberg, Baden-Württemberg, Deutschland

ISBN 978-3-662-67314-0   ISBN 978-3-662-67315-7   (eBook)
https://doi.org/10.1007/978-3-662-67315-7

Die Deutsche Nationalbibliothek verzeichnet diese Publikation in der Deutschen Nationalbibliografie;
detaillierte bibliografische Daten sind im Internet über http://dnb.d-nb.de abrufbar.

Einbandabbildung: © by deblik Berlin

Planung/Lektorat: Monika Radecki
Springer ist ein Imprint der eingetragenen Gesellschaft Springer-Verlag GmbH, DE und ist ein Teil von
Springer Nature.
Die Anschrift der Gesellschaft ist: Heidelberger Platz 3, 14197 Berlin, Germany

Das Papier dieses Produkts ist recyclebar.

Für Annett, Danke für alles!

Geleitwort

Als „richtig gelungen" wird heute zumeist etwas betrachtet, das „hipp" ist und Aufmerksamkeit erregt, häufig gemessen an den „likes" und an den „followern" in den social media. In seinem Buch: *„Was macht ein gelungenes Leben aus?"* geht der klinische Psychologe Sven Barnow einen ganz anderen Weg. Er nimmt uns mit auf eine Reise, mitten hinein in eines der wirkungsmächtigsten, philosophischen Lehrgebäude der Antike, die Stoa, welche von Zeno von Kiton 300 vor Christus errichtet wurde. Sven Barnow verbindet die alten, stoischen Weisheiten mit der modernen klinischen psychologischen Forschung und mit einer praktischen Anleitung zu einem gelungenen, mental gesunden Leben.

Hierzu hat er sieben interessante Prinzipien herausgearbeitet, die die antike stoische Philosophie und deren Maximen, auf der einen Seite; und aktuelles Wissen aus der modernen Glücksforschung auf der anderen Seite, miteinander verbinden. Diese sieben Prinzipien klingen einfach aber es lohnt sich, jedes einzelne für sich gründlich zu durchdenken:

Prinzip 1: Selbstkontrolle und Fokussierung auf wenige, wichtige Dinge
Prinzip 2: Unabhängigkeit von Materiellem
Prinzip 3: Gelassener Umgang mit eigenen Emotionen
Prinzip 4: Gemeinschaftliches und soziales Engagement, statt Ego
Prinzip 5: Hinterfragen des Verlangens nach sozialer Anerkennung
Prinzip 6: Akzeptanz des Unkontrollierbaren
Prinzip 7: Die Wichtigkeit von Dankbarkeit

Es geht Sven Barnow in seinem Buch darum, die mentale Gesundheit im Kontext stoischer Philosophie zu beleuchten und zu zeigen, dass die Lehren aus antikem Wissen uns aktuell von Nutzen sein können. Sven Barnow erweitert den Begriff der mentalen Gesundheit um Konzepte der Ataraxie (griech. für innere Ruhe, Freiheit) und Eudämonie: der Sinnhaftigkeit des eigenen Lebens. Gleichzeitig räumt er mit einigen Vorurteilen auf, wie beispielsweise, dass Stoiker emotionslos wären und ein asketisches, reduziertes Leben führen würden. Am Ende jeden Kapitels finden sich Anleitungen zu Übungen der Lehren und Prinzipien in der Praxis. Diese eigenen, praktischen Übungen sind ein wichtiger Teil der stoischen Lebens-Philosophie.

Das fesselnde Buch ist also zugleich eine Einführung in eine der wichtigsten Philosophien der Antike und ebenso eine Anleitung für Leser und Leserinnen, etwas für sich selber aus den Lehren der Stoa zu lernen: Das Buch ist eine wissenschaftlich begründete praktische Anleitung für ein gelungenes Leben.

Dieses äußerst lesenswerte Buch hat neben dem persönlichen Gewinn der Leser und Leserinnen für die eigene Lebensgestaltung noch einen weiteren Aspekt, der mir besonders nachdenkenswert erscheint. Die als Frage formulierte Aufgabe: *„Was macht ein gelungenes Leben aus?"* ist so ungefähr die denkbare, komplexeste Herausforderung, wenn wir an die Betrachtung der gesamten Spanne eines Lebens denken, das wir am Ende als gelungen bezeichnen möchten. Die meisten von uns würden primär bei einem gelungenen Leben zugleich auch an ein gesundes Leben denken. Daran schließt sich die Frage an: was ist Gesundheit? Die eleganteste Methode der Wissenschaft mit einer solchen Komplexität umzugehen ist es, die Lösung mit einer Formel zu beschreiben. Wenn wir also Gesundheit als wichtigen Faktor mit einbeziehen, kann uns die Gesundheitsformel (Ganten & Niehaus, 2014), helfen die Antwort zu finden. Gesundheit kann danach definiert werden als eine Funktion von Biologie (B), Umwelt (U) und Verhalten (V), oder als Kurz-Formel: $G = f(B, U, V)$. Dabei ist neben der heute häufig im Vordergrund stehenden Biologie (Labor, Genetik) und der Umwelt (Klima, Urbanität), die große Bedeutung des eigenen Verhaltens und des Lebensstils ganz besonders wichtig, mit einbezogen. Sven Barnow hat hierzu ein lesenswertes, in vielerlei Hinsicht anregendes, lehrreiches Buch geschrieben, das zur Reflexion eigener Lebensmaximen anregt und zu hilfreichen Verhalten anleitet - ohne belehrend zu sein.

Prof. Dr. Detlev Ganten

Vorwort

„Was heißt glückliches Leben? Sorgenfreiheit und dauerhafte Gemütsruhe."
(Seneca, Briefe, 14.92.3)

Die Idee zu diesem Buch entstand im Rahmen eines Seminars, das ich 2018 am Psychologischen Institut der Universität Heidelberg abhielt. In diesem beschäftigten meine Studierenden und ich uns mit der Frage: *Was macht ein gelungenes Leben aus?* Hierzu lasen und diskutierten wir psychologische und philosophische Texte. Letztere stammten überwiegend von den Stoikern, deren lebenspraktische Philosophie ich schätze. Ich war überrascht über das große Interesse, die lebhafte Diskussion und die vielen Fragen, die aufkamen. Diese Erfahrung ermutigte mich, dieses Buch zu schreiben.

Um die Aktualität antiker, stoischer Gedanken und ihre frappierende Nähe zu modernen Forschungen herauszustellen, habe ich zentrale stoische Maximen zu einer gelungenen Lebensführung in sieben Prinzipien gebündelt und jedes Prinzip mit aktuellen Forschungsbefunden aus der Emotions- und Glücksforschung ergänzt. Dabei handelt es sich um folgende Prinzipien: (1) Selbstkontrolle: Fokussierung auf wenige, wichtige Dinge; (2) Unabhängigkeit von Materiellem; (3) Gelassener Umgang mit Emotionen; (4) Gemeinschaftliches, soziales Engagement statt Fokus auf Egozentrismus; (5) Hinterfragen des Verlangens nach Anerkennung durch die Menge; (6) Akzeptanz des Unkontrollierbaren und (7) die Wichtigkeit von Dankbarkeit.

Es seien mir noch einige Hinweise zur Nutzung und Idee des Buches gestattet: Ich habe es für ein größeres Lesepublikum geschrieben, mich also bemüht, es allgemeinverständlich zu verfassen, allerdings mit einem gewissen wissenschaftlichen Anspruch. Wenn Sie sich tiefergehend mit den diskutierten Themen auseinandersetzen wollen, finden Sie eine Vielzahl von Lesetipps im Infokasten 2 und am Ende eines jeden Kapitels. Natürlich können Sie das Buch von vorn bis hinten durchlesen, allerdings mag es hilfreich sein, sich nach der Lektüre der ersten beiden einführenden Kapitel zum Stoizismus das Prinzip herauszusuchen, das Sie persönlich am meisten interessiert oder wo Sie den größten Veränderungsbedarf bei sich sehen, bevor Sie sich dem nächsten Prinzip zuwenden. Lesen Sie, was zu Ihnen spricht. Die sieben Prinzipien, die ich im Buch aufführe, sind nicht als Dogmen für ein gelungenes Leben zu verstehen, sondern als Anregungen zur Reflexion. Ich bin auch kein Stoiker oder Philosoph und würde, wenn ich mich selbst auf einer Skala von 1-10 (wobei 1=trifft nicht zu; 10=trifft vollkommen zu) bezüglich der Umsetzung der Prinzipien einschätzen müsste, wohl meist nicht über eine fünf bis sechs hinauskommen. Es ging mir jedoch darum, zu zeigen, dass die moderne Glücksforschung sich auf vieles bezieht, was bereits vor über 2000 Jahren von den Stoikern zur Frage, *was ein gelungenes Leben ausmacht*, beschrieben worden ist; und das die Suche nach Bedingungen, die ein gelingendes Leben ausmachen, ein Prozess darstellt, der nie abgeschlossen ist.

Viele Menschen haben mir geholfen, dieses Buch umzusetzen. Sehr dankbar bin ich für die rege Diskussion und die Anregungen meiner Studierenden, die an dem Seminar teilnahmen und sich mit der Frage auseinandergesetzt haben, was ein gelungenes Leben ausmacht. Wertvolle Hinweise, Anmerkungen und Verbesserungen habe ich von meiner Kollegin Dr. Katrin Schulze erhalten. Ihr möchte ich besonders danken. Ebenso meiner Mitarbeiterin Luise Prüßner für Ihre klugen Kommentare und den Entwurf für die Benennung der einzelnen Prinzipien. Meinem Freund Dr. Norbert Homma danke ich herzlich für seine hilfreichen, analytischen Anmerkungen zu einer frühen Version des Manuskripts. Ebenso gilt mein Dank Professor Joachim Funke für sein Feedback und seinen stetigen Enthusiasmus. Elke Nagel danke ich von Herzen für ihre Tipps und beständige Freundschaft. Meine Geschwister Konstantin, Sascha und Martina haben mir nach der Lesung eines Kapitels des Buches Mut gemacht, weiter daran zu arbeiten. Meine Mitarbeiterin Insa Borm hat mir bei der Tabelle zu Emotionsregulationsstrategien, inklusive stoischer Perspektive, geholfen, es ist eine Freude mit ihr zusammen zu arbeiten. Emmylou Sophie Schädler verdanke ich die Mitarbeit bei der Übersicht der stoischen Techniken und empirischen Würdigung, sowie beim Gegenlesen und formaler Kontrolle. Sehr herzlich bedanke ich mich bei Professor Norbert Greiner, der sich die Mühe gemacht hat, einen Teil des Manuskripts gründlich durchzugehen und mir viele hilfreiche Korrekturvorschläge unterbreitete. Mein herzlicher Dank geht zudem an Professor Detlef Ganten für seine sehr hilfreichen Anmerkungen, sein freundliches Feedback und das Vorwort. Mein besonderer Dank gilt meiner Lektorin und jahrelangen Begleiterin aufseiten des Springer Verlags, Monika Radecki. Danke dafür, dass Sie immer an meine Buchprojekte glauben und mich hierbei unterstützt haben. Letztendlich geht mein herzlicher Dank an die Leserschaft dieses Buches. Ich hoffe, dass es Sie auf Ihrem Weg zu einem gelungenen Leben unterstützen kann.

gez. Heidelberg   Sven Barnow
den 30.06.2023

Inhaltsverzeichnis

Über den Autor

Prof. Dr. Sven Barnow leitet den Lehrstuhl für Klinische Psychologie und Psychotherapie am Psychologischen Institut der Ruprecht-Karls-Universität Heidelberg. Professor Barnows Forschung zur Emotionsregulation (ER) umfasst die Grundlagen, Messung und Bedeutung der ER für psychische Gesundheit und Psychopathologie. Gemeinsam mit seinem Team hat er eine Vielzahl von wissenschaftlichen Publikationen und Büchern verfasst. Neben seinem wissenschaftlichen Interesse im Bereich der Emotionsforschung interessiert sich Professor Barnow für den Stoizismus, da diese Lebensphilosophie sich mit der Frage „Wie Affekte und Gefühle regulieren?" intensiv auseinandergesetzt hat.

Einführung

Bei allem, was dir passiert, denke daran, in dich zu gehen und dich zu fragen:
Welche Kraft hast du, um richtig darauf zu reagieren? (Epiktet, Handbuch, 10)
(Zur Literatur, aus der überwiegend die stoischen Zitate stammen, siehe Infokasten 1)

Zusammenfassung In der Einführung wird eine kurze Übersicht über die Grundannahmen der stoischen Philosophie gegeben. Zudem soll deutlich werden, warum der Stoizismus auch heute noch relevant ist. Letztendlich wird auf die Bedeutung der Vernunft und Tugenden eingegangen, die als Voraussetzung für innere Zufriedenheit und Ausgeglichenheit gelten.

In den letzten Jahren erlebt die antike stoische Philosophie ein Revival. Ein Grund dafür mag sein, dass sich Menschen in Zeiten von Globalisierung, Informationsüberflutung, Konsumismus und Klimawandel nach Leitlinien sehnen, die ihnen dabei helfen, die richtige Balance zwischen Erfüllung emotionaler Impulse und Selbstkontrolle zu finden. Die Philosophin und Stoizismusexpertin Martha Nussbaum schreibt zudem, dass keine andere Philosophie eine derart präzise Analyse und Therapie der Affekte und Leidenschaften geliefert hat wie der Stoizismus (Nussbaum, 1994). Die Faszination, die die stoische Philosophie auf uns heute noch ausübt, hat aber auch etwas mit deren Grundannahme zu tun, dass das Lebensglück nicht ausschließlich von äußeren Bedingungen abhängt, sondern zu großen Anteilen von uns selbst, was uns einen gewissen Trost spenden kann, gerade wenn uns Schicksalsschläge treffen. In einer seiner Lektionen sagte der Stoiker Epiktet:

S. Barnow, *Was macht ein gelungenes Leben aus?*,
https://doi.org/10.1007/978-3-662-67315-7_1

„Denn niemand, der ängstlich, bekümmert oder unruhig ist, ist frei, aber der Mensch, der frei von Sorgen und Ängsten und Unruhe ist, wird durch diese Haltung aus der Abhängigkeit befreit." (Epiktet, Diskurse, zitiert aus Long, 2019)

Aber welche Relevanz haben die stoischen Texte, die vor über 2000 Jahren verfasst wurden, heute noch für uns? Warum sollten wir uns mit ihnen auseinandersetzen? Der Stoizismusexperte A. A. Long betont in seiner Studie zu Epiktet:

„Sie (die Stoiker) sind uns vertraut, was damit zusammenhängt, dass die stoische Philosophie die westliche Denkweise und Erziehung […] maßgeblich beeinflusst hat […]. In der Praxis sind ihre Maximen, […], auf zeitlose Weise bedeutsam und besonders in unserer hektischen Welt der sozialen Medien, der Clips, der Validierung, der Empörung, der Aufmerksamkeitsheischerei und selbst gewählten Angst anwendbar." (Long, 2019, S. 18)

Die stoischen Maximen sind darauf angelegt, das eigene Erleben und Verhalten zu schulen und sich von der Abhängigkeit von äußeren Bedingungen – so weit wie möglich – zu befreien; und den Zustand der inneren Ruhe und Freiheit zu erlangen. Allerdings müssen hierzu zumindest drei wichtige Voraussetzungen erfüllt sein:

* Erstens müssen wir uns fragen, was der eigenen Kontrolle unterliegt und was nicht. Nach Ansicht der Stoiker ist nur ersteres bedeutsam für unser Glück.
* Zweitens kann es helfen, Prinzipien des funktionalen Umgangs mit negativen Emotionen einzuüben, um unser Handeln nicht impulsiv von diesen leiten zu lassen.
* Drittens ist es wichtig, ein wertorientiertes, sozial engagiertes Leben zumindest anzustreben und die vier Kardinaltugenden Weisheit, Disziplin, Gerechtigkeit und Mut in unsere Lebenspraxis einzubringen, so gut wir es vermögen.

Im Stoizismus geht es also nicht um die Erfüllung des Verlangens nach Glück oder Selbstoptimierung, sondern um Maximen wie: *Besinne dich auf dein Inneres; Fokussiere deinen Geist; Sei innerlich frei; Lerne die unangenehmen Emotionen zu regulieren.* Die Philosophin Nancy Sherman hat den Stoizismus unter anderem auch deshalb als *Zen des Westens* bezeichnet (Sherman, 2022).

Infokasten 1: Meine wichtigsten Quellen für die stoischen Zitate

Die von mir zitierten Textstellen der Stoiker basieren auf Quellen, deren Übersetzungen durch anerkannte Experten und Expertinnen umgesetzt wurden. Die meisten Zitate aus den *Selbstbetrachtungen des Marc Aurel* stammen aus der Tusculum-Ausgabe der Selbstbetrachtungen in der Übersetzung von Rainer Nickel; Aurel (2011); die Zitate von Epiktet basieren auf dem *Handbuch der Moral* (auch als Encheiridion bezeichnet) und Lehrgespräche (Diatriben) (beides Tusculum-Ausgabe von Rainer Nickel übersetzt, 2006); zudem: Gespräche, Fragmente, Handbuch von Epiktet, moderne Gesamtausgabe auf der Grundlage der Übertragung von Rudolf Mücke, neu übersetzt von Tino Deckert (2021) und die Übersetzung von A. A. Long: *Über die Kunst der inneren Freiheit* (Long, 2019); die Zitate von Seneca basieren meist auf *Senecas Briefe an Lucilius*, von Marion Giebel im Reclam-Verlag herausgegeben (Seneca, 2014). Einige wenige Zitate von Seneca entstammen dem Buch *Der Weise ist sich selbst genug* (Seneca, 2014) oder *Vom glücklichen Leben* (Seneca, 2020; Seneca, 2011; Seneca, 2009) oder aus anderen sekundären Quellen, die mir vertrauenswürdig erschienen. Vereinzelt habe ich Übersetzungen an die neue Schreibweise angepasst. Einige Zitate stammen aus englischen Übersetzungen (Aurel, 2022). Für alle Zitate gebe ich die jeweilige Quelle an und verweise auf das Buch/Paragraf, Nummer des Briefes oder ähnliches.

Stoizismus im Aufwind

„Du kannst unbesiegbar sein, wenn du dich auf keinen Kampf einlässt, in dem der Sieg nicht von dir abhängt." (Epiktet, Handbuch, 19)

Die stoische Philosophie hat ihren Ursprung im Griechenland des ausgehenden vierten Jahrhunderts vor Christus (Long, 2019). Der Begriff *Stoa* leitet sich von den Wandelgängen ab, in denen der Begründer des Stoizismus, Zenon von Citium, seine Vorträge abhielt. Die Stoiker sahen ihre Philosophie als Lebensphilosophie an, deshalb legten sie besonderen Wert auf die Verbindung von Reflexion und Praxis. Im Folgendem stehen die späten römischen Stoiker des ersten und zweiten nachchristlichen Jahrhunderts, Marcus Aurelius, Seneca der Jüngere und Epiktet, im Mittelpunkt. Die späten Stoiker haben sich vor allem mit der stoischen Ethik beschäftigt. Ethik (griechisch *êthikê*) beinhaltet *die Frage nach dem gelungenen Leben des Einzelnen und danach, wie eine angemessene Ordnung der Gesellschaft gestaltet werden sollte. Ebenso umfasst sie das Studium der Emotionen und generell die Selbstverbesserung* (Rüther, 2022, S. 75).

Die Beliebtheit des Stoizismus spiegelt sich in der Vielzahl der publizierten Bücher, Onlineforen (u. a. https://modernstoicism.com/) und

Blogs zu diesem Thema wider (siehe meine Lesetipps im Infokasten 2). Dies ist unter anderem auch darauf zurückzuführen, dass prominente Schriftsteller den Stoizismus allgemeinverständlich aufbereitet und für ein größeres Lesepublikum zugänglich gemacht haben. Bereits 1998 erschien Tom Wolfes *A Man in Full* (Wolfe, 1998), in dem die Geschichte des jungen Conrad beschrieben wird, der durch unglückliche Umstände ins Gefängnis gerät. Dort rettet Conrad ein Buch über den Stoizismus (v. a. mit Inhalten aus Epiktets Handbuch) vor der Verzweiflung. Unter dem Eindruck dieser Erfahrung überzeugt er später einen vor dem Ruin stehenden Industriellen (Charly Crooker) vom Stoizismus. Die Beschreibung, wie Conrad zum ersten Mal die stoische Idee verinnerlicht, ist bewegend, und Wolfe gelingt es, das Potenzial der stoischen Philosophie zur Überwindung von außerordentlichen Lebenskrisen aufzuzeigen, auch wenn dies manchmal augenzwinkernd geschieht.

Aktuell (ich schreibe dies Anfang 2023) sind die Bücher des amerikanischen Autors Ryan Holiday *Der tägliche Stoiker, Das Ego ist dein Feind* oder seine Reihe über die stoischen Tugenden auf den Bestsellerlisten zu finden, in denen stoisches Gedankengut meist anhand populärer Personen dargestellt wird (Holiday, 2016, 2022; Holiday & Hanselman, 2017).

Der englische Schriftsteller Julian Barnes hat in seinem neusten Buch *Elizabeth Finch* ebenfalls stoisches Gedankengut verarbeitet und die Hauptprotagonistin als moderne Stoikerin dargestellt. In einem Dialog zwischen dem Erzähler und einer Freundin heißt es: *Ich denke, die Stoiker glaubten, dass ein richtiges Verständnis des Lebens das ist, was andere, weniger philosophische Menschen, …, Glück nennen würden* (Barnes, 2022, S. 216).

Infokasten 2: Aktuelle Literatur über die Stoiker, meine Lesetipps

Für Einsteiger und Einsteigerinnen: gut lesbare Übersichtswerke
Es existieren eine Vielzahl von gut lesbaren Büchern zur Einführung in den Stoizismus, wie unter anderem das Buch von Guido Bellberg (Bellberg, 2021), in dem er die stoische Philosophie anschaulich und mit vielen Übungen und Kommentaren versehen darstellt. Jonas Salzgeber gibt eine Übersicht über die *Weisheiten der Stoiker* und leitet daraus 55 Übungen zu verschiedenen Themenbereichen ab (Salzgeber, 2019). Zu empfehlen als unterhaltsame Lektüre zu verschiedenen Themen des Stoizismus sind auch die Bücher *Frühstück mit Seneca* von David Fideler (Fideler, 2022) und *Invicto: Unbezwingbar* des spanischen Autors Marcos Vazquez (Vazquez, 2022). Der Bestsellerautor Ryan Holiday beschreibt in seinem Buch *Der tägliche Stoiker* stoische Weisheiten und gibt uns Ratschläge, wie wir diese in den Alltag integrieren können (Holiday & Hanselman, 2017). Edmund Stolz ermöglicht uns in seinem schmalen Buch *Die 10 geheimen Lehren des Stoizismus* (Stolz, 2020) einen kurzen Überblick zu zentralen Themen des Stoizismus.

Vertiefung für Fortgeschrittene

Wissenschaftlich fundiert ist das Werk von Maximilian Forschner (Forschner, 2018), in dem alle Aspekte des Stoizismus ausführlich, mit vielen Quellenangaben, abgehandelt werden. Das Buch von Markus Rüther *Als Stoiker leben*, in dem er differente Aspekte stoischer Philosophie wunderbar darstellt und diskutiert, empfehle ich denjenigen, die sich tiefgehender mit dem Stoizismus auseinandersetzen wollen, ohne eine umfassende Einführung zu erwarten (Rüther, 2022). Das Buch *Therapie der Begierden* von Martha Nussbaum, die mit intellektueller Schärfe Grundannahmen der Stoiker diskutiert (Nussbaum, 1994) ist ebenso zu empfehlen. *Die Antiken Glückslehren* von Malte Hossenfelder eignen sich für ein ambitioniertes Lesepublikum, das sich eher theoretisch mit dem Stoizismus beschäftigen will (Hossenfelder, 2013). Das Buch des Stoizismusexperten A. A. Long *Über die Kunst der inneren Freiheit* (Long, 2019) liefert eine schöne Einführung zu Epiktet und eine Übersetzung von Epiktets Handbüchlein. Nancy Shermans Buch *Stoische Weisheit* (2022) stellt auf erfrischende, manchmal anekdotische Art und Weise wesentliche Themen des Stoizismus dar und hat den Begriff des modernen, gesunden Stoizismus geprägt, den ich auch in diesem Buch verwende (siehe Kap. 10: Moderner, gesunder Stoizismus).

Stoizismus als Lebensphilosophie

Donald Robertson, Philosoph und Psychotherapeut, verbindet die Schriften der Stoiker (v. a. Marcus Aurelius' Meditationen) mit praktischen Anleitungen aus der kognitiven Therapie und vermittelt uns eine Art stoische Lebensberatung (Robertson, 2019). Massimo Pigliucci, Philosoph und Wissenschaftler, fasst die Weisheiten der Stoiker im gleichnamigen Werk zusammen (Pigliucci, 2019). Aktuell hat er zudem ein Buch mit wöchentlich angeleiteten stoischen Übungen veröffentlicht (Pigliucci & Lopez, 2019). John Sellars vermittelt uns *Lektionen in Stoizismus* (engl. Lessons in stoicism) und beschreibt Philosophen u. a. als Arzt und Therapeutin (Sellars, 2019). William Irvine sieht die stoische Lehre als Herausforderung und Ratgeber zur Erlangung von Resilienz und Stärke an (Irvine, 2019). Beeindruckt haben mich zudem die Schriften von Pierre Hadot, der den Stoizismus u. a. als Lebensphilosophie und Lebenshilfe auslegt (Hadot, 1995, 1998, 2004). Kai Whiting und Leonidas Konstantakos bringen den Stoizismus in ihrem Buch *Being Better* 2021 mit aktuellen ethischen Fragen in Zusammenhang. Zudem stehen verschiedene Internetseiten und Blogs auf deren Seiten man auch Schriften bekannter Autoren findet, zusammengefasst in Sammelbänden wie *Stoicism Today 1–4,* zur Verfügung.

Verbreitete Vorurteile über den Stoizismus

Trotz oder zum Teil auch wegen der zunehmenden Verbreitung stoischer Texte existieren verschiedene Allgemeinplätze über den Stoizismus. Diese können zu einer einseitigen Betrachtung stoischer Maximen oder gar zu falschen Schlussfolgerungen führen, wie etwa der Unterstellung, der Mensch hätte alles emotionslos zu akzeptieren. Zudem existieren Befunde, die zeigen, dass eine (missverstandene) stoische Ideologie negativ mit Glückserleben und Eudämonie zusammenhängt (Karl et al., 2022) (zur ausführlichen Diskussion dieser und anderer Befunde siehe Kap. 10: Moderner, gesunder Stoizismus). Folgende verbreitete Vorurteile werde ich zu entkräften versuchen:

- Stoizismus ist elitär
- Stoizismus verneint Emotionen
- Stoisch zu leben bedeutet freudlos und asketisch zu leben
- Stoische Philosophie ist deterministisch, d. h. sie leugnet den freien Willen
- Stoiker finden sich mit Unrecht ab, denn äußere Bedingungen sind unwichtig
- Stoizismus kümmert sich nur um persönliche Gesundheit (Fokus auf Ego)
- Ataraxie (innere Ruhe und Frieden) ist ein emotionsloser Zustand, ähnlich der Totenruhe

Stoizismus ist eine Philosophie für Eliten

Speziell in der amerikanischen Literatur zum Stoizismus wird dieser gern mit Eliten (Spitzensportlern, Politikerinnen, Militär usw.) in Zusammenhang gebracht. Dies trifft jedoch nicht zu; denn die Stoiker waren darum bemüht, ihr Wissen und ihre Philosophie allgemein zugänglich zu machen. Es ging ihnen darum, dass alle Menschen (durch das universell oder göttlich gegebene Logos, siehe Vorurteil 4) die ihnen zugedachte Rolle gut verwirklichen können (also auch die Schicksalsschläge zu meistern). So heißt es bei Epiktet:

> „Erinnere dich, dass du ein Schauspieler in einem Drama bist; deine Rolle verdankst du dem Schauspieldirektor. [...]. Denn das allein ist deine Aufgabe: die dir zugeteilte Rolle gut zu spielen." (Epiktet, Handbuch, 17)

Stoizismus ist eine Lebensphilosophie für alle, die nach stoischen Prinzipien leben wollen, dabei kommt es nicht darauf an, welche Stellung Sie in der Gesellschaft einnehmen.

Stoizismus verneint Emotionen

Weit verbreitet ist zudem die Auffassung, dass nach Ansicht der Stoiker jedes Schicksal stoisch (im Sinne von emotionslos, apathisch) zu ertragen sei. Dies trifft jedoch nur bedingt zu. Maximilian Forschner stellt in seinem Übersichtswerk zur stoischen Philosophie klar:

> *„Missverständlich wäre, den zentralen Terminus ‚pathos' einfach mit Gefühl bzw. Emotion zu übersetzen und das stoische Ideal der Apathie mit Gefühllosigkeit zu verbinden. Unter pathê versteht die Stoa falsche Gefühle und Impulse, also Affekte, und stellt sie den richtigen Gefühlen, den eupatheiai gegenüber.“* (Forschner, 2018, S. 429)

Mit anderen Worten, es geht nicht darum, Emotionen zu unterdrücken oder zu bekämpfen, sondern die falschen Werturteile, auf denen negative Emotionen beruhen können, zu korrigieren und sich von Emotionen wie Hass, Angst, übertriebener Trauer oder Verlangen zu distanzieren. Die Stoiker haben zudem positive Emotionen wie dauerhafte Freude und Verbundenheit geschätzt, sofern wir unser Lebensglück nicht abhängig davon machen (siehe ausführlich Prinzip 3).

Stoisch zu leben bedeutet freudlos und asketisch zu leben

Stoizismus wird zudem häufig mit Askese, Disziplin und einem freudlosen Leben in Zusammenhang gebracht. Für die Stoiker war es jedoch irrelevant, ob jemand arm oder reich ist (diese Dinge haben sie als gleichgültig für ein gutes Leben bezeichnet, siehe Prinzip 2), und es ging ihnen auch nicht um Selbstoptimierung oder eine asketische Lebensführung. Sie haben Bedingungen wie Gesundheit und Wohlstand präferiert. Allerdings sollte man sich bewusst bleiben, dass diese äußeren Voraussetzungen uns jederzeit entzogen werden können; deshalb sollten wir unser Wohlbefinden nicht davon abhängig machen (Hays, 2021). Mit Aurelius' Worten:

> *„Der alles gebenden und wieder nehmenden Natur sagt der Gebildete und Zurückhaltende: „Gib, was du willst, nimm zurück, was du willst." Er sagt dies aber nicht in Überheblichkeit, sondern nur in Gehorsam und Wohlwollen ihr gegenüber."* (Aurel, 10.14)

Stoische Philosophie spricht uns den freien Willen ab

„Meine Beine kannst du fesseln, aber meinen freien Willen kann selbst Zeus nicht überwinden." (Epiktet, Diskurse, Buch 1.23)

Den Stoikern wird vorgeworfen, dass sie uns den freien Willen in Abrede gestellt haben, da sie davon überzeugt waren, dass alles vorbestimmt und durch das Logos geordnet ist. Die Vorstellung, wir seien Spielball des Schicksals, trifft es jedoch nicht ganz. Die Stoiker haben erkannt, dass nur der Mensch mit der Vernunft ausgestattet ist, und die Fähigkeit zur Anwendung von Vernunft ihn vom Tier unterscheidet. Die Vernunft erlaubt es uns jedoch, bestimmten Affekten und Überzeugungen zuzustimmen oder sie abzulehnen. Ebenso können wir jederzeit frei entscheiden, ob wir tugendhaft (also weise, beherrscht, gerecht und mutig) handeln wollen oder nicht. Diese innere Freiheit, die wir, zumindest wenn wir den Stoikern Glauben schenken, selbst bei sehr negativen äußeren Bedingungen aufrechterhalten können, war zentral für die stoische Philosophie; denn sie ist die Grundvoraussetzung für die Seelenruhe und ein wahrhaft glückliches Leben, das sie als Eudämonie bezeichnet haben. Allerdings müssen wir uns entscheiden:

„Entweder arbeitest du für deine Seele oder für die äußeren Dinge. Entweder bemühst du dich um das Innere oder um das Äußere ..." (Epiktet, Handbuch, 29)

Stoiker finden sich mit Unrecht ab, denn äußere Bedingungen sind unwichtig

Wie bereits erwähnt, geht die stoische Philosophie davon aus, dass äußere Einflüsse weniger Relevanz für unser Wohlbefinden haben, als wir denken. Sie haben diese äußeren, nicht unserer Kontrolle unterliegenden Faktoren deshalb als indifferent (im Sinne von gleichgültig für die Seelenruhe) bezeichnet. Dieser Aspekt wird kontrovers diskutiert; es wird den Stoikern jedoch wiederholt vorgeworfen, sie hätten dazu aufgerufen, Unrecht hinzunehmen und soziale Missstände zu akzeptieren. Es ging den Stoikern jedoch nicht darum, Ungerechtigkeiten, Missgeschicke, Krankheit und Armut kommentarlos hinzunehmen, sondern sich auf die eigene innere Verfassung zu berufen und aus der Vernunft heraus, gemeinschaftlich zu handeln. Die stoische Philosophie beschränkte ihre Überlegungen hierbei nicht nur auf das Individuum, sondern richtete sich auch auf gesellschaftliche Probleme, wie u. a. übertriebenen Hedonismus und Tyrannei, die sie als Grundlage für die Herausbildung von Zustimmungen zu Gier und Wut ansahen (Nussbaum, 1994, S. 318).

Stoizismus kümmert sich nur um die persönliche Gesundheit

Vereinzelt ist zu lesen, dass der Stoizismus in gewisser Weise egozentrisch wäre, denn es würde vor allem darum gehen, sich selbst besser zu fühlen. Dieser Eindruck wird durch die aktuelle Vermarktung des Stoizismus im Sinne von Lifehacks, Tipps für eine bessere körperliche und geistige Gesundheit, Stärke und Selbstoptimierung oder Umgang mit Angst und Depressionen verstärkt. Es wird jedoch hierbei vernachlässigt, dass die antiken Stoiker sich als Weltbürger bezeichneten und es wichtig für sie war, sich sozial zu engagieren. Zudem wird nicht bedacht, dass die von den Stoikern angestrebte Selbstverbesserung (nicht Selbstoptimierung!) auch zu einer besseren Gesellschaft beitragen kann. Wenn wir beispielsweise unsere Wut beherrschen lernen, wird es weniger aggressive Handlungen und Gewalt geben. Marcus Aurelius hat in seinen Aufzeichnungen immer wieder den Gedanken der Pflicht und sozialen Gemeinschaft herausgestellt:

> „Ich tue meine Pflicht; alles andere bringt mich nicht davon ab. Denn es ist entweder seelenlos oder ohne Vernunft oder geht in die Irre und kennt seinen Weg nicht." (Aurel, 6.22)
> „Denk oft nach über die Verbindung aller Dinge im Kosmos und ihre Beziehung zueinander. Denn alles ist gewissermaßen untereinander verflochten, und dementsprechend empfindet alles Sympathie füreinander." (Aurel, 6.38)

Im Prinzip 4 (Kap. 6, Engagement für die Gemeinschaft) gehe ich auf diese Perspektive des Stoizismus ausführlich ein.

Ataraxie (innere Ruhe und Frieden) ist ein emotionsloser Zustand, ähnlich der Totenruhe

Eine weitere Kritik betrifft den Zustand der Ataraxie, den die Stoiker anstrebten. Der englische Philosoph und Katzenliebhaber John Gray bezeichnet in seinem empfehlenswerten Buch *Katzen und der Sinn des Lebens* beispielsweise den Zustand der stoischen Seelenruhe als wenig erstrebenswert (Gray, 2022). Er beruft sich dabei auf Marcus Aurelius, den er als Pessimisten bezeichnet, der das Leben nicht bejahte, sondern Gleichgültigkeit dem Leben gegenüber propagiert habe. Bei Gray heißt es:

„Als Ideal der Seelenruhe ist Ataraxie eine Illusion. Epikureer versuchen, ihr Leben zu vereinfachen, um die Genüsse, die sie verlieren könnten, auf ein Minimum zu beschränken. [...] Stoiker bestehen darauf, dass wir zwar auf die Ereignisse, die uns widerfahren, keinen Einfluss haben, wohl aber darauf, wie wir über sie denken. Das ist jedoch nur im geringen Umfang der Fall [...]. Selbst, wenn Ataraxie erreicht werden könnte – es wäre ein freudloses Leben. Zum Glück ist Totenruhe zu Lebzeiten kein Zustand, den Menschen lange aufrechterhalten können.“ (Gray, 2022, S. 43)

Hier irrt Gray. Ataraxie war für die Stoiker keineswegs ein Zustand der Totenruhe und Passivität, sondern ein Kennzeichen der Weisheit, die durch Beherrschung der negativen Emotionen und Leidenschaften bei gleichzeitig innerer, tiefer, anhaltender Freude (Glückseligkeit) gekennzeichnet war. Ataraxie wurde also *als heitere Seelenruhe (Gelassenheit) verstanden,* die frei von pathê (negativen, unheilsamen Affekten) ist. Das ist buddhistischen Vorstellungen ähnlich; so schreibt etwa der Dalai Lama:

„Generell gilt: Es gibt einen Zustand – Nirwana – der von störenden Emotionen frei ist, und wir können diesen Zustand in unserem Geist erreichen.“ (Dalai Lama, 2018)

Was unserer Kontrolle unterliegt und was nicht: die Dichotomie der Kontrolle

„Das eine steht in unserer Macht, das andere nicht. In unserer Macht stehen: Annahmen und Auffassen, Handeln-Wollen, Begehren und Ablehnen – alles, was wir selbst in Gang setzen und zu verantworten haben. Nicht in unserer Macht stehen: unser Körper, unser Besitz, unser gesellschaftliches Ansehen, unsere Stellung – kurz: alles was wir selbst nicht in Gang setzen und zu verantworten haben[1].“ (Epiktet, Handbuch, 1)

Alle äußeren Dinge unterliegen nicht unmittelbar unserer Kontrolle, während wir unsere Emotionen, Gedanken und das Verhalten kontrollieren können. Auf den ersten Blick wirkt diese Einteilung irritierend. Warum sollen unser Ansehen und Gesundheit nicht in unserer Macht stehen? Können wir nicht beides durch unser Handeln beeinflussen? Die Stoiker

---

[1] Es mag auf den ersten Blick verwunderlich anmuten, dass wir über Körper und Ansehen keine Kontrolle haben sollen oder dies nicht selbst in Gang setzen, Epiktet meinte jedoch, dass wir nicht kontrollieren können, was von außen (mit-)bestimmt wird.

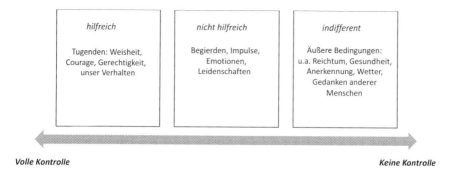

hilfreich	nicht hilfreich	indifferent
Tugenden: Weisheit, Courage, Gerechtigkeit, unser Verhalten	Begierden, Impulse, Emotionen, Leidenschaften	Äußere Bedingungen: u.a. Reichtum, Gesundheit, Anerkennung, Wetter, Gedanken anderer Menschen

Volle Kontrolle *Keine Kontrolle*

Abb. 1 Schema zur stoischen Auffassung der Kontrollierbarkeit und Bedeutung verschiedener Faktoren für die Eudämonie

würden dies nicht bestreiten, jedoch darauf verweisen, dass unsere Gesundheit fragil ist, und uns jederzeit eine lebensbedrohliche Erkrankung treffen kann. Auch unser Ansehen ist abhängig von den Bewertungen durch andere Menschen und diese Urteile beruhen keineswegs immer auf Tatsachen, sondern spiegeln auch subjektive Werturteile wider oder basieren auf falschen Informationen. Unser Glück von Bedingungen abhängig zu machen, deren Kontrolle uns nicht (oder nur teilweise) unterliegt, ist also nicht ratsam. Wir müssen zudem verstehen, dass alle äußeren Objekte und Ereignisse Repräsentationen der Realität sind; sie sind an sich weder gut noch schlecht, erst unsere Bewertungen machen sie dazu. Marcus Aurelius:

„Sag zu dir nichts weiter als das, was dir die ursprünglichen, ungetrübten Vorstellungen anzeigen. Es wurde dir angezeigt, dass dieser oder jener schlecht über dich redet. Das ist dir angezeigt worden. Dass du dadurch geschädigt worden bist, ist dir aber nicht angezeigt worden." (Aurel, 8.49)

Ich verstehe dieses Zitat folgendermaßen: Wir sollen bei unserer Wahrnehmung im Hier und Jetzt und bei den Tatsachen bleiben, ohne diese sofort mit Bewertungen, Konzepten und Ansichten zu vermengen. Denn manchmal sind es unsere Bewertungen, durch die wir geschädigt werden oder die zumindest dazu beitragen, dass wir uns schlecht fühlen. In der Abb. 1 sind die Vorstellungen der Stoiker zur Bedeutung innerer und äußerer Bedingungen für unser Glück dargestellt und werden anschließend erläutert.

Erläuterung Abb. 1

Gemäß Stoa unterliegt uns Hilfreiches, also vor allem das tugendhafte Handeln, vollkommen, d. h. wir können es mittels Vernunft steuern, ohne dass uns äußere Bedingungen daran hindern könnten. Wir werden diesen Aspekt später noch im Kapitel zum Umgang mit Widrigkeiten ausführlich diskutieren (s. Kap. 5). Allerdings denke ich, dass *die stoische Dichotomie der Kontrolle* in *was uns unterliegt und was nicht,* modifiziert werden sollte. Denn vieles unterliegt uns teilweise, aber vielleicht nicht vollständig, das betrifft äußere und innere Bedingungen. Die Philosophin Nancy Sherman betont beispielsweise:

> *„Aber wir könnten einwenden, dass es keine klare Linie zwischen der Kontrolle des Äußeren und Inneren gibt. Das Innere ist angreifbar."* (Sherman, 2022, S. 69)

Sie meint damit, dass auch innere Entscheidungen und psychische Prozesse durch Hirntraumata, Alterungsprozesse, Demenz, massiven negativen Stress usw. beeinträchtigt werden können. Wie wir später noch sehen werden, geht die moderne Emotionsforschung zudem von einer teilweisen – und nicht von der perfekten Beherrschung – der Emotionen aus (siehe Prinzip 3: Gelassener Umgang mit Emotionen, Kap. 5). Ich habe deshalb in der Abb. 1 die Kontrollierbarkeit als Dimension mit den beiden Polen *Volle Kontrolle und Keine Kontrolle* dargestellt. Äußere Faktoren unterliegen danach zwar nicht unserer vollständigen Kontrolle, aber je nach Bedingung werden wir eine gewisse Kontrolle darüber haben. Wir können beispielsweise durch unser Verhalten beeinflussen, ob wir unseren Körper fit halten oder nicht. Das motiviert uns dazu, Sport zu treiben oder uns gesund zu ernähren. Zudem bedeutet dies auch, dass wir gesellschaftliche Missstände nicht einfach hinnehmen müssen, sondern uns engagieren können, Ungerechtigkeiten anzuprangern oder gar zu bekämpfen, wenn dies nötig und angemessen erscheint.

Die Stoiker glaubten zudem, dass wir tugendhaft handeln können, selbst wenn wir in große Not geraten. *Tugend* war für Aurelius, Seneca und Epiktet gleichbedeutend mit Vernunft und rationalem Handeln. Ähnlich wie bei Plato wurden hierbei vier allgemeine Tugenden unterschieden: *Weisheit, Mut, Gerechtigkeit und Selbstkontrolle/Disziplin* (Inwood, 2018). *Weisheit* wurde als die vollständige Vernunft und damit Kontrolle über die Emotionen verstanden. Den Weisen bringt nichts aus der Fassung. Weise Menschen wissen stets zwischen Richtig und Falsch zu unterscheiden und handeln dementsprechend. Allerdings hat auch eine weise Person emotionale Impulse, wird diesen aber nicht ungeprüft folgen. Weisheit beinhaltet, dass wir den emotionalen Impulsen, die (langfristig) eher schaden als nützen, nicht zustimmen. Es reicht also nicht, sich Wissen aus Büchern anzueignen, wir müssen die darin enthaltenden Weisheiten und Anleitungen auch in unsere Lebenspraxis umsetzen. Weisheit geht mit der Perfektion des Handelns einher. Danach führt jegliche Missetat dazu, dass wir uns nicht als weise bezeichnen können, wobei es keine Rolle spielt, ob die Verfehlung gering oder schwerwiegend war. Für uns normal sterbliche, nicht weisen Menschen ist es jedoch wichtig zu differenzieren, ob wir auf dem richtigen Weg sind oder nicht; und hierbei wiegen kleinere Vergehen natürlich weniger schwer als größere.

Gerechtigkeit bezieht sich auf den Umgang mit anderen Menschen; primär geht es darum, durch eigenes Verhalten niemanden zu schaden und sich für die Gemeinschaft zu engagieren. Allerdings ist der Gerechtigkeitsbegriff abhängig von kulturellen Normen und Werten, und es kann notwendig sein, diese zu hinterfragen, um gerecht handeln zu können. Mut *(Courage)* und *Selbstkontrolle* befähigen uns zum tugendhaften Handeln. Dies gilt vor allem in Situationen, in denen wir unter Gefahr handeln müssen (Mut) oder wenn wir uns die langfristigen Folgen problematischer Gewohnheiten verdeutlichen und diesen widerstehen (Selbstkontrolle).

Nicht Hilfreiches beinhaltet gemäß der stoischen Philosophie alles, was uns von der Vernunft und Tugend weg – und zu Handlungen hinführt, die auf den Emotionen und Leidenschaften beruhen. Sie haben deshalb die Bedeutung des Hinterfragens der Zustimmungen zu Emotionen und Leidenschaften hervorgehoben, wobei es, wie wir bereits erfahren haben, nicht darum ging, apathisch zu sein oder Emotionen zu unterdrücken, sondern problematische Emotionen mittels Vernunft zu beherrschen und dies immer wieder einzuüben. Pierre Hadot hat auch deshalb den Stoizismus als „Way of life" bezeichnet (Hadot, 1995).

Indifferentes (also für unser Wohlbefinden gleichgültige Bedingungen) umfasst alle Dinge und Ereignisse, die nicht unserer Kontrolle unterliegen, wie beispielsweise Gesundheit, Wohlstand und soziale Anerkennung bis hin zum Ruhm, aber auch die Handlungen anderer Menschen und das Wetter (beachten Sie jedoch meine Kritik zur dichotomen Kontrolle weiter oben). Die Stoiker haben jedoch zwischen gleichgültigen Bedingungen unterschieden, die grundsätzlich erstrebenswert sind, wie Gesundheit, Wohlstand und Anerkennung und nicht präferierte Bedingungen wie Armut und Krankheit. Allerdings sollten wir auch an die präferierten (gleichgültigen) Bedingungen nicht emotional anhaften, sie also nicht als notwendig für den inneren Frieden und unser Wohlergehen ansehen, denn sie können uns jederzeit entzogen werden. Ich stimme jedoch mit Martha Nussbaum überein, dass Gesundheit, Beziehungen und Arbeit wichtige (äußere) Aspekte des Lebens sind. Sie haben also einen emotionalen Wert für uns, sodass der Entzug dieser Bedingungen auch mit Leiden einhergehen kann (Macaro, 2018; Nussbaum, 1994).

Resümee Stoizismus und Ausblick

Stoizismus ist keine Philosophie der Resignation oder Askese und predigt auch keinen Rückzug aus dem sozialen Leben oder dass wir unsere Gefühle unterdrücken sollen. Genauso falsch ist die Auseinandersetzung mit dem Stoizismus als Philosophie für Spitzenleistungen, Selbstkontrolle oder nur für Erfolgreiche. Die Stoiker waren nicht elitär, sie glaubten, dass Philosophie (griech.: die Liebe zur Weisheit), unter das Volk gehöre. Stoizismus bietet uns eine rationale, philosophische Lebenshilfe; dazu gehört es auch, die menschliche Natur als zwiespältig zu akzeptieren und das Schicksal mit seinen Launen zu ertragen oder gar freudig anzunehmen. Das derzeit steigende Interesse an Stoizismus resultiert möglicherweise daraus, dass in Zeiten der Globalisierung, von Klimakrise und Konsumismus, die Menschen offener für Leitlinien sind, deren Grundlagen die Tugend und Vernunft darstellen; und die es uns erlauben, das Glück, zumindest zu großen Teilen, zu einer inneren Angelegenheit zu machen.

„Sie (die stoische Philosophie) lehrt, wie man von allen äußeren Umständen unabhängig wird und innerlich gefestigt und unerschütterlich in sich ruhend die Eudaimonie, das Glück, und den Seelenfrieden findet." (Seneca, 2014, S. 757)

Literatur

Aurel, M. (2011). *Selbstbetrachtungen. Sammlung Tusculum* (R. Nickel, Ed. 2nd ed.). Akademie Verlag; Artemis & Winkler; De Gruyter.

Aurel, M. (2022). *Selbstbetrachtungen.* In einer Neuübersetzung von Gregory Hayes. Finanzbuch Verlag.

Barnes, J. (2022). *Elizabeth Finch.* Kiepenheuer & Witsch.

Bellberg, G. (2021). *Der wilde Stoiker.* Amazon Media EU.

Deckert, T., & Epiktet. (2021). *Gespräche, Fragmente, Handbuch: Moderne Gesamtausgabe auf der Grundlage der Übertragung von Rudolf Mücke neu übersetzt, mit Anmerkungen versehen und eingeleitet von Tino Deckert.* tredition.

Fideler, D. (2022). *Frühstück mit Seneca.* FinanzBuch Verlag.

Forschner, M. (2018). *Die Philosopie der Stoa.* THEISS.

Gray, J. (2022). *Katzen und der Sinn des Lebens*. Aufbau Verlage.

Hadot, P. (1995). *Philosophy as a way of life*. Blackwell.

Hadot, P. (1998). *The inner citadel*. Harvard University Press.

Hadot, P. (2004). *What is ancient philosophy?* Belknap Harvard University Press.

Hays, G. (2021). *Marc Aurel: Selbstbetrachtungen*. Finanzbuch Verlag.

Holiday, R. (2016). *Ego is the enemy*. Portfolio / Penguin.

Holiday, R. (2022). *Disziplin – die Macht der Selbstkontrolle: Die vier stoischen Tugenden Band II*. FinanzBuch Verlag.

Holiday, R., & Hanselman, S. (2017). *Der tägliche Stoiker*. FinanzBuch Verlag.

Hossenfelder, M. (2013). *Antike Glückslehren. Quellen zur hellenistischen Ethik in deutscher Übersetzung*. Kröner.

Inwood, B. (2018). *Stoicism: A very short introduction*. Oxford University Press.

Irvine, W. (2019). *The Stoic challenge*. Nortin & Company.

Karl, J. A., Verhaeghen, P., Aikman, S. N., Solem, S., Lassen, E. R., & Fischer, R. (2022). Misunderstood Stoicism: The negative Association between Stoic Ideology and well-Being. *Journal of Happiness Studies, 23*(7), 3531–3547. https://doi.org/10.1007/s10902-022-00563-w.

Dalai Lama, D. (2018). *Dem Leben einen Sinn geben*. Knaur. Leben.

Long, A. A. (2019). *Epiktet: Über die Kunst der inneren Freiheit: Alte Weisheiten für ein Leben nach der Stoa*. FinanzBuch Verlag.

Macaro, A. (2018). *More than happiness: Buddhist and Stoic wisdom for a sceptical age*. icon Books.

Nussbaum, M. (1994). *The therapy of desire*. Princeton University Press.

Pigliucci, M. (2019). *Die Weisheit der Stoiker. Ein philosophischer Leitfaden für stürmische Zeiten*. Piper.

Pigliucci, M., & Lopez, G. (2019). *Live like a Stoic: 52 exercises for cultivation a good life*. Penguin: Random House.

Robertson, D. (2019). *Denke wie ein Römischer Herrscher: Die Stoische Philosophie des Mark Aurel*. FinanzBuch Verlag.

Rüther, M. (2022). *Als Stoiker leben: Was wir wissen und üben müssen* wbg Theiss.

Salzgeber, J. (2019). *Das kleine Handbuch des Stoizismus*. FinanzBuch Verlag.

Sellars, J. (2019). *Lessons in stoicism*. Penguin.

Seneca. (2020). *Vom glücklichen Leben*. Insel Verlag.

Seneca, A. (2011). *Von der Gemütsruhe*. Vergangenheitsverlag (1925).

Seneca, A. L. (2014). *Der Weise ist sich selbst genug*. Reclam.

Seneca, L. A. (2009). *Vom glücklichen Leben*. Reclam.

Seneca, L. A. (2014). *Briefe an Lucilius* (M. Giebel, Ed. 1st ed.). Reclam.

Sherman, N. (2022). *Stoische Weisheit: Alte Lektionen für moderne Resilienz*. FinanzBuch Verlag.

Stolz, E. (2020). *Die 10 geheimen Lehren des Stoizsimus*. RIGV, Kehl.

Vazquez, M. (2022). *Invicto: Unbezwingbar*. FinanzBuch Verlag.

Whiting, K. & N. Konstantakos (2021). *Being better: Stoicism for a world worth living in Novato*, Californien, New World Library.

Wolfe, T. (1998). *A man in full*. Farrar Straus Giroux.

Überblick zu stoischen Maximen und psychologische Emotions- und Glücksforschung

[…] derjenige aber, den wir (Stoiker) der breiten Masse und dem Schicksal entzogen haben, ist in seinem Innersten glücklich. (Seneca, Briefe an Lucilius, 20.119.11)

Zusammenfassung Gefühle wie Freude und Heiterkeit können zwar Bestandteil der Ataraxie sein; die Stoiker waren jedoch der Auffassung, dass es nicht das Hauptziel des Lebens sein sollte, positive Gefühle anzustreben. Sie präferierten stattdessen ein Leben, das auf der Vernunft beruht und uns das innere, wahre Glück (Eudämonie) ermöglicht. Wie man sich diesem Ziel annähern kann, beschreibe ich mittels sieben stoischer Maximen, die ich in den folgenden Kapiteln diskutiere und mit der modernen Emotions- und Glücksforschung verbinde.

Es ist faszinierend, dass die antiken Weisen wie Sokrates, Plato, Aristoteles und die Stoiker bereits vor mehr als 2000 Jahren über Aspekte des Lebens nachgedacht haben, die uns auch aktuell bewegen. Der Umgang mit Emotionen, Widrigkeiten, Komplexität und Wunsch nach sozialer Anerkennung bestimmen damals wie heute unser Seelenheil. Stoisch gesehen sind zudem Widrigkeiten für ein gelungenes Leben essenziell, denn nur durch die Überwindung von Problemen können wir unseren Charakter schulen. Da die Stoiker begriffen haben, dass ihre Philosophie eine Art Lebensphilosophie ist (philosohy of life; siehe u. a. Hadot, 1998), vermittelten sie nicht nur theoretische Überlegungen, sondern auch Taktiken und Maximen zum Umgang mit Widrigkeiten, die sie als bedeutsam für die Erlangung der Ataraxie ansahen. Um die Aktualität alter stoischer Gedanken

© Der/die Autor(en), exklusiv lizenziert an Springer-Verlag GmbH, DE, ein Teil von Springer Nature 2023
S. Barnow, *Was macht ein gelungenes Leben aus?*,
https://doi.org/10.1007/978-3-662-67315-7_2

und ihre Nähe zu modernen Forschungen herauszustellen, habe ich stoische Überlegungen zu einer gelungenen Lebensführung in sieben Prinzipien gebündelt. Das erlaubt einerseits den Vergleich zwischen antiken Weisheiten und Ergebnissen moderner Forschung, und andererseits können moderne Forschungsinstrumente einen Beitrag dazu leisten, antike Annahmen zu validieren. Folgend skizziere ich die sieben Prinzipien und deren zentrale Annahmen.

Infokasten 3: Eudämonie: Was ist damit gemeint?

Eudämonie (wörtlich: eu = gut, dämoen = innerer Geist) wird oft übersetzt mit Glück, Glückseligkeit, was jedoch den Aspekt der guten Lebensführung als notwendige Bedingung für die Eudämonie vernachlässigt. Gemeint ist ein Glücksempfinden auf Grundlage der richtigen (stoisch: tugendhaften) Lebensführung, die auch einen Lebenssinn einschließt. Während Hedonismus eher die unmittelbare Befriedigung eigener Bedürfnisse beinhaltet und auf das Erleben positiver Gefühle ausgelegt ist, umfasst die Eudämonie längerfristige Zielstellungen, die auch die Gemeinschaft betreffen. Das unmittelbare Erleben positiver Gefühle ist hierbei nicht das zentrale Anliegen, wird aber auch nicht abgelehnt.

Prinzip 1: Selbstkontrolle: Fokussierung auf wenige, wichtige Dinge

„Handle nicht mehr planlos." (Aurel, 3.14)

Die Stoiker haben herausgestellt, wie bedeutsam ein fokussierter Geist für die Ataraxie ist. Nur wer in der Lage ist, den Geist zu beruhigen und auf weniges auszurichten, kann die innere Ruhe erlangen, denn jegliche Form von Ablenkung schürt unser Verlangen nach weiteren Distraktionen. Das ist aktueller denn je, wenn wir an die Bedeutung von Apps, sozialen Medien oder jederzeit zugänglichen News denken, und daran, wie diese unsere Aufmerksamkeitsspanne immer weiter reduzieren, indem sie uns mit Informationen und vielen (zugegebenermaßen interessanten) Ablenkungen überhäufen und uns anfällig für jegliche Form von Distraktion machen, was zu einem immer stärkeren Verlangen führt, sich abzulenken. Aktuelle Studienbefunde bestätigen, dass sich Distraktionen und ein wenig fokussierter, unaufmerksamer Geist negativ auf das Wohlbefinden auswirken können (Hobbiss et al., 2019). *Ein zerstreuter Geist ist ein unglücklicher Geist* (Killingsworth & Gilbert, 2010). Der Emotionspsychologe und Begründer des Begriffs *Emotionale Intelligenz*, Daniel Goleman, hat Fokus als den versteckten Treiber von Exzellenz bezeichnet (Goleman, 2013). Aber wie lässt sich der Geist fokussieren? Wie können wir uns von den täglichen Zerstreuungen fernhalten und uns von raffinierten Algorithmen, die darauf ausgelegt sind, unsere Aufmerksamkeit zu okkupieren, unabhängiger machen? Wie können uns antike stoische Weisheiten dabei helfen, uns besser zu konzentrieren und uns von sinnlosen Ablenkungen fernzuhalten?

Prinzip 2: Unabhängigkeit von Materiellem

„Die Mäßigung herrscht über unsere Begierden, die einen hasst und vertreibt sie, mit den anderen hält sie Haus und führt sie auf ein vernünftiges Maß zurück …" (Seneca, Briefe, 11-13.88.29)

Ein hohes Einkommen ist nach Ansicht der Stoiker nicht bedeutsam für das Glück, denn äußere Bedingungen wurden als gleichgültig für die Eudämonie angesehen. Die Stoiker räumen jedoch ein, dass wir zwischen zu bevorzugenden Bedingungen, wie beispielsweise Gesundheit und Wohlstand, und solchen, die das Leben erschweren können, wie Krankheit oder Armut, unterscheiden sollten. Natürlich ist es besser, unter bevorzugten, (wenn auch) aus stoischer Sicht gleichgültigen Bedingungen zu leben. Nichtsdestoweniger können wir die innere Ruhe selbst unter schwierigen Umständen erlangen. Ergebnisse der aktuellen Forschung stützen teilweise die stoische Annahme, dass materieller Besitz nur moderat mit positiven Gefühlen und Lebenszufriedenheit zusammenhängt (Kahneman et al., 2006), sofern die Grundbedürfnisse erfüllt sind. Hierbei bedürfen jedoch folgende Fragen einer Klärung: Macht es wirklich keinen Unterschied für unser Wohlbefinden, ob wir mehr oder weniger verdienen? Welche Zusammenhänge ergeben sich zwischen Hedonismus, Materialismus und Wohlbefinden? Was meinten die Stoiker mit Unabhängigkeit von Materiellem?

Prinzip 3: Gelassener Umgang mit eigenen Emotionen

„Sei wie eine Klippe; die Wellen schlagen ständig dagegen, aber sie steht fest, und das brodelnde Wasser rundherum fällt in sich zusammen." (Aurel, 4.49)

Die Beherrschung von Affekten und Leidenschaften ist ein zentrales Anliegen der Stoiker (die Stoiker verwenden meist den Begriff Affekt, das schließt jedoch Emotionen und Gefühle mit ein, zur Erläuterung der Unterschiede aus wissenschaftlicher Perspektive: siehe Infokasten 4). Ohne

Beherrschung der Emotionen sind wir ihnen schutzlos ausgeliefert und können nicht vernunftbasiert handeln. Die Stoiker dachten, dass sich Emotionen nur über Bewertungen (Werturteile) entfalten können. Wir müssen also dem emotionalen Impuls, der durch bestimmte Sinneseindrücke ausgelöst wird, zustimmen, bevor sich daraus eine Emotion entwickeln kann. Emotionen sind somit freiwillige Handlungen (Sherman, 2022, S. 70). Aktuelle kognitive Emotionstheorien stützen die stoische Annahme, dass Bewertungen Emotionen auslösen, verstärken oder aufrechterhalten können (Scherer, 1988). Diese Erkenntnis war zudem Grundlage für die kognitive Therapie (Beck, 1967) und hat die Entwicklung moderner kognitiver Emotionstheorien (Scherer, 2009) mit beeinflusst. Die aktuelle Forschung betont darüber hinaus die Bedeutung der Emotionsregulation für unser Wohlbefinden. Hierbei geht es um die Erreichung einer emotionalen Homöostase (Kenneth & Panksepp, 2018), die der stoischen Ataraxie ähnelt. Die Bedeutung einer flexiblen Regulation unserer Emotionen für das Wohlbefinden zeigen eine Vielzahl aktueller Untersuchungen (Übersicht siehe: Aldao et al., 2010; Barnow et al., 2020; Pruessner et al., 2020). Diese Befunde geben ein gutes Beispiel dafür ab, wie neueste Forschungsergebnisse alte, stoische Weisheiten spezifizieren können. Hierbei stellen sich jedoch Fragen: Was raten uns die Stoiker im Umgang mit Affekten und Leidenschaften? Ist es wirklich sinnvoll, dass wir viel Energie aufwenden, um unsere Emotionen zu beherrschen? Was hat davon heute noch Bestand, und was sollte modifiziert werden?

Infokasten 4: Affekt, Emotion Gefühl und Leidenschaft: Was genau unterscheidet diese Zustände voneinander?

Der amerikanische Psychologe und Philosoph William James fragte sich bereits 1884 „*What is an emotion*?" Diese Frage ist bis heute nicht abschließend beantwortet. Ich werde mich deshalb auf Merkmale von Emotionen beziehen, in denen die meisten Emotionsforscher übereinstimmen. Grundlage emotionalen Erlebens ist der Affekt.

- *Affekte* beruhen auf einer ersten, hoch automatisierten Bewertung (engl. appraisal) ob ein (Umwelt-)Ereignis zu Unlust oder Lust führt. Affekte sind also eher diffus und uns meist gar nicht bewusst. Die Stoiker sprechen oft von Affekt und waren der Überzeugung, dass sich Affekte nicht ohne Zustimmung entfalten können. Sie unterschieden nicht zwischen Affekt, Emotion und Gefühl; Affekt war also eher als Überbegriff gemeint.
- *Emotionen* sind rasche, *gerichtete Reaktionen* auf Ereignisse, die sich auf mehreren Ebenen (u. a. Körperhaltung, Mimik, Gestik, Herzschlag, Hormonausschüttung, Verhalten) äußern. Emotionen dienen dem Ziel, sich (möglichst rasch) an innerliche und äußere Bedingungen anzupassen. Angst kann uns davor bewahren, unser Leben zu gefährden, Ekel kann uns davon

abhalten, etwas Verdorbenes oder Giftiges zu uns zu nehmen. Emotionen bewegen uns und führen oft zu Handlungen. Aus dieser Perspektive betrachtet, sind Emotionen funktional und sogar überlebenswichtig. Wir werden aber noch sehen, dass diese Funktionalität einen Preis hat.

- *Gefühle* stellen das innere Erleben einer Emotion dar, sie sind weniger fassbar und komplexer als Emotionen. Gefühle lassen sich zwar beschreiben, bewusst wahrnehmen, verändern und mit anderen teilen, aber schwer messen. Das Gefühl der Trauer beinhaltet beispielsweise, wie sehr uns der Verlust einer geliebten Person schmerzt. In Abhängigkeit von kulturellen Normen und persönlichem Stil werden wir dies über Weinen und Klagen, Stille, Rückzug oder vermehrte soziale Kontakte, Gefühllosigkeit bis hin zur Depression ausdrücken. Gefühle werden auch oft im Zusammenhang mit Intuition oder Fähigkeiten verwendet, wie unter anderem Sprachgefühl, das Gefühl für das Schöne oder Kunst.

- *Stimmungen* sind langfristige, oft als affektiver Stil bezeichnete Formen des emotionalen Erlebens. Sie sind weniger intensiv als Emotionen, jedoch zeitlich stabiler und beeinflussen unser Fühlen und Denken langfristig. Eine gewisse Ängstlichkeit als Persönlichkeitsmerkmal lässt uns beispielsweise bestimmte Ereignisse furchtsamer wahrnehmen, und eine Neigung zur Melancholie bewirkt, dass wir uns häufiger traurig und resigniert fühlen als Menschen, die eher optimistisch sind. Der Emotionsforscher Paul Ekman hat einmal geschrieben, dass er zwar nicht auf die Vielfalt seines emotionalen Erlebens, jedoch durchaus auf seine Stimmungen verzichten könnte – da letztere das Gefühlsleben (oft ungewollt) auf Dauer einfärben (Ekman, 2018).

- *Leidenschaften* werden aktuell oft als etwas Positives angesehen, da sie uns zu Höchstleistungen führen können und mit Gefühlen der Euphorie, Engagement und Aufopferung für etwas in Verbindung gebracht werden. In der Antike wurden die Leidenschaften jedoch als ein Zustand heftigen Verlangens – im Sinne der Begierde angesehen, wobei Leidenschaften unsere Sinne verwirren und die Seelenruhe stören, also als pathologisch anzusehen sind (genauer siehe Prinzip 3 in Kap. 5). So dachte beispielsweise Seneca, dass die Leidenschaften bewirken, dass wir mehr oder weniger die Kontrolle über unser Denken und Handeln verlieren.

- Leidenschaften und *Begehren* gehen oft Hand in Hand. Begehren geht mit der Überzeugung einher, dass es uns im Hier und Jetzt an etwas fehlt, wobei wir glauben, dass uns nur die Erfüllung des Begehrten glücklich machen kann. Begehren wird so für viele Menschen zum Sinn des Lebens. Begehren führt jedoch selten zur Befriedigung der Sinne, denn selbst wenn wir das Begehrte erhalten, bleiben wir meist unzufrieden, da es nun unserem Idealbild nicht mehr entspricht oder wir im Sinne der hedonischen Anpassung immer stärkere Reize benötigen, um eine ähnlich positive Reaktion zu zeigen. Victor Hugo schreibt: *„Gestern war es die Begierde, heute ist es der Überfluss und morgen der Überdruss."* (Hugo, 2014, Band 2, S. 947)

Prinzip 4: Gemeinschaftliches und soziales Engagement, statt Fokus auf Egozentrismus

„Nur an einem erfreue dich und schöpfe daraus neue Kraft: Von einer gemeinschaftsfördernden Tat zur nächsten zu kommen." (Aurel, 6.7)

Das lebenslange Streben nach Selbstverbesserung ist ein wesentlicher Bestandteil der stoischen Philosophie. Das hat jedoch mit dem Selbstoptimierungszwang, wie er aktuell teilweise beispielsweise in den sozialen Medien zu beobachten ist (Nguyen-Steers, 2017; Summerville & Roese, 2008), nichts zu tun. Techniken zur Selbstoptimierung oder zur Überwindung von Ängsten haben zwar ihre Berechtigung, reduzieren die stoische Philosophie jedoch auf „Lifehacks". Zur Überwindung eines überzogenen Individualismus müssen wir jedoch tiefer gehen und lernen, die Wünsche des Egos zu hinterfragen. Die Stoiker haben uns hierzu verschiedene Übungen vorgeschlagen, und ihre Philosophie war darauf ausgelegt, sich selbst als Bestandteil einer vernunftbegabten, übergeordneten Natur zu sehen und sich am Gemeinwohl zu orientieren. Denn letztendlich sind wir alle durch unsere Fähigkeit zur Rationalität und Vernunft miteinander verbunden; und das Erleben von Verbundenheit ist ein zentrales Motiv der Menschen. Die aktuelle Forschung legt nahe, dass Egozentrismus und übermäßige Beschäftigung mit dem Selbst mit weniger Wohlbefinden, dem Gefühl der Sinnlosigkeit und häufigeren depressiven Zuständen einhergehen können (Back et al., 2013; Cheng et al., 2013; Dufner et al., 2019). Insofern müssen wir uns den dringenden Fragen stellen: Wie finden wir ein Gleichgewicht zwischen unseren individuellen Interessen und dem Engagement für das Gemeinwohl? Was raten uns die Stoiker hierzu?

Prinzip 5: Hinterfragen des Verlangens nach sozialer Anerkennung durch die Menge

> *„Wenn du allein bist, nennst du das Isolation, aber wenn du in Gesellschaft bist, nennst du die Menschen Verschwörer und Diebe. Du kritisierst sogar deine Eltern und Kinder und Brüder und Nachbarn. Aber wenn du allein bist, solltest du das Frieden und Freiheit nennen und dich mit den Göttern vergleichen."* (Epiktet, Diskurse, 1.12.21)

Soziale Unterstützung, Gefühle der Verbundenheit und Liebe sind für unser Wohlbefinden existentiell bedeutsam (Jordi et al., 2019). Dies bedeutet jedoch nicht, dass wir uns zu stark an andere Menschen anpassen oder den Wunsch haben sollten, um jeden Preis beliebt zu sein. Das übermäßige Verlangen, von der Menge gemocht oder gar geliebt zu werden, beruht laut Stoa auf dem falschen Werturteil, dass unser Glück von der Anerkennung anderer Menschen abhängt. Zumal unterliegt die Anerkennung durch andere Menschen nicht oder nur teilweise unserer Kontrolle und kann uns jederzeit entzogen werden. Sie argumentierten, dass nur die Befreiung von dem übermäßigen Verlangen nach sozialer Anerkennung uns innere Ruhe und damit verbundene geistige Freiheit ermöglicht. Das ist aktuell relevant, denn die sozialen Netzwerke fördern eine überhöhte Selbstpräsentation und stärken das Verlangen nach Likes und Bewunderung, ohne dass dies mit einer Verbesserung des psychischen Befindens einhergehen würde. Verschiedene Übersichtsarbeiten belegen stattdessen, dass eine zu große Abhängigkeit von sozialen Medien und den damit assoziierten Bewertungsprozessen mit mehr Ängsten und depressiven Symptomen assoziiert sein kann (Cunningham et al., 2021; Liu et al., 2022). Wir sollten uns also fragen: Wie können wir uns vom Verlangen nach Bewunderung und Anerkennung durch die Menge distanzieren, ohne uns von anderen Menschen abzuwenden? Wie können wir stattdessen unsere engen Freundschaften stärken und wieder mehr Verbundenheit erleben? Welche Bedeutung hat dies für ein gelungenes Leben?

Prinzip 6: Akzeptanz des Unkontrollierbaren

„Manche Dinge auf der Welt stehen in unserer Macht, während andere das nicht tun. Uns obliegen unsere Urteilsfähigkeit, unser Antrieb, unser Begehren und unsere Aversionen – kurz, alles, was von unserem eigenen Handeln abhängt. Wohingegen unser Körper, unser Besitz, unser Ansehen und unsere offizielle Machtstellung nicht uns obliegen – also alles, was nicht von unserem eigenen Handeln abhängt.“ (Epiktet, Handbuch 1., zitiert aus Long, 2019)

Wie im Kapitel *Einführung Stoizismus* beschrieben, waren die Stoiker der Auffassung, dass die Vernunft (Urteilsfähigkeit) und Emotionen unserer Kontrolle unterliegen, denn keine äußeren Umstände können uns davon abhalten, mittels Vernunft zu handeln. Gleichzeitig unterliegen alle äußeren Umstände nicht – oder nur teilweise – unserer Kontrolle. Schicksalsschläge und negative Ereignisse können uns jederzeit treffen, und wir müssen lernen, dies zu akzeptieren. Akzeptanz für alles, was nicht unserer Kontrolle unterliegt, ist ein wesentlicher Schritt zur Weisheit und inneren Ruhe sagen die Stoiker. Dies wird durch die aktuelle Forschung gestützt. Eine akzeptierende Grundhaltung ist in vielen Studien mit mehr Wohlbefinden assoziiert und schützt beispielsweise vor Depression und Angst (Aldao et al., 2010; Barnow et al., 2019; Hofmann et al., 2009; Wolgast et al., 2011). Allerdings bleiben hierbei Fragen offen: Was haben die Stoiker unter Akzeptanz verstanden? Wie kann es uns gelingen, selbst in schwierigen Situationen eine akzeptierende Grundhaltung zu bewahren? Wie können wir unterscheiden, was wir akzeptieren sollen und was nicht?

Prinzip 7: Die Wichtigkeit von Dankbarkeit

„So klage nicht darüber, was dir genommen worden ist, sondern sei dankbar dafür, was dir gegeben wurde." (Seneca, Trostschrift, Maria 12.1, zitiert aus Fideler, 2022)

Marcus Aurelius hat sich in seinen Tagebuchaufzeichnungen häufig dazu ermahnt, dankbar zu sein, auch wenn die Bedingungen nicht einfach waren. Für die Stoiker bedeutete dankbar zu sein auch, das eigene Schicksal anzunehmen und gerecht zu handeln; zudem sich bewusst zu machen, dass wir mit vielem ausgestattet sind, um mit Widrigkeiten erfolgreich umzugehen. Wohlstand, Glück und gute Gesundheit sind zum Beispiel nicht selbstverständlich, und wir sollten dankbar dafür sein, wenn wir unter guten Bedingungen leben können. Dies wird durch die Forschung gestützt: Es existieren Hunderte von Studienbefunden, die übereinstimmend die Bedeutung der Anwendung von Dankbarkeit für Wohlbefinden und Lebenszufriedenheit dokumentieren (Algoe, 2012; Bartlett & DeSteno, 2006; DeSteno et al., 2014; Emmons & Crumpler, 2000; Emmons & McCullough, 2003; Lambert et al., 2010; Watkins et al., 2003; Wood et al., 2010; Wood et al., 2008). Nichtsdestoweniger bleiben Fragen offen: Wie lässt sich Dankbarkeit in den Alltag integrieren? Welche Techniken schlagen die Stoiker vor, um Dankbarkeit zu fördern? Wo liegen die Grenzen von Dankbarkeit? Was können wir tun, wenn uns Widrigkeiten widerfahren?

Literatur

Aldao, A., Nolen-Hoeksema, S., & Schweizer, S. (2010). Emotion-regulation strategies across psychopathology: A meta-analytic review [Meta-Analysis]. *Clinical Psychology Review, 30*(2), 217–237. https://doi.org/10.1016/j.cpr.2009.11.004.

Algoe, S. B. (2012). Find, remind, and bind: The functions of gratitude in everyday relationships. *Social and Personality Psychology Compass, 6*(6), 455–469. https://doi.org/10.1111/j.1751-9004.2012.00439.x.

Back, M. D., Kufner, A. C., Dufner, M., Gerlach, T. M., Rauthmann, J. F., & Denissen, J. J. (2013). Narcissistic admiration and rivalry: Disentangling the bright and dark sides of narcissism. *Journal of Personality and Social Psychology, 105*(6), 1013–1037. https://doi.org/10.1037/a0034431.

Barnow, S., Löw, C., Arens, E. A., Schäfer, A., & Pruessner, L. (2019). Die Bedeutung von Akzeptanz für psychische Probleme im höheren Lebensalter. *Psychotherapeut, 64*(4), 272–280. https://doi.org/10.1007/s00278-019-0362-0.

Barnow, S., Prüßner, L., & Schulze, K. (2020). Flexible Emotionsregulation: Theoretische Modelle und Empirische Befunde. *Psychologische Rundschau, 71*, 288–302. https://doi.org/10.1026/0033-3042/a000494.

Bartlett, M. Y., & DeSteno, D. (2006). Gratitude and prosocial behavior: Helping when it costs you. *Psychological Science, 17*(4), 319–325. https://doi.org/10.1111/j.1467-9280.2006.01705.x.

Beck, A. (1967). *Depression. Causes and treatment*. University of Pennsylvania.

Cheng, J. T., Tracy, J. L., & Miller, G. E. (2013). Are narcissist hardy or vulnerable? The role of narcissism in the production of stress-related biomarkers in response to emotional stress. *Emotion, 13*, 1004–1011. https://doi.org/10.1037/a0034410.

Cunningham, S., Hudson, C. C., & Harkness, K. (2021). Social media and depression symptoms: A meta-analysis. *Res Child Adolesc Psychopathol, 49*(2), 241–253. https://doi.org/10.1007/s10802-020-00715-7.

DeSteno, D., Li, Y., Dickens, L., & Lerner, J. S. (2014). Gratitude: A tool for reducing economic impatience. *Psychological Science, 25*(6), 1262–1267. https://doi.org/10.1177/0956797614529979.

Dufner, M., Gebauer, J. E., Sedikides, C., & Denissen, J. J. A. (2019). Self-enhancement and psychological adjustment: A meta-analytic review. *Personality and Social Psychology Review, 23*, 48–72.

Ekman, P. (2018). How emotions might work. In A. Fox, R. Lapate, A. Shackman, & R. J. Davidson (Hrsg.), *The nature of emotion* (S. xxvii). Oxford University Press.

Emmons, R. A., & Crumpler, C. A. (2000). Gratitude as a human strength: Appraising the evidence. *Journal of social and clinical psychology, 19*(1), 56–69. https://doi.org/10.1521/jscp.2000.19.1.56.

Emmons, R. A., & McCullough, M. E. (2003). Counting blessings versus burdens: An experimental investigation of gratitude and subjective well-being in daily life. *Journal of Personality and Social Psychology, 84*(2), 377–389. https://doi.org/10.1037/0022-3514.84.2.377.

Fideler, D. (2022). *Frühstück mit Seneca*. FinanzBuch Verlag.

Goleman, D. (2013). *Focus: The hidden driver of excellence*. Bloomsbury.

Hadot, P. (1998). *The inner citadel*. Harvard University Press.

Hobbiss, M. H., Fairnie, J., Jafari, K., & Lavie, N. (2019). Attention, mindwandering, and mood. *Consciousness and Cognition, 72*, 1–18. https://doi.org/10.1016/j.concog.2019.04.007.

Hofmann, S. G., Heering, S., Sawyer, A. T., & Asnaani, A. (2009). How to handle anxiety: The effects of reappraisal, acceptance, and suppression strategies on anxious arousal [Randomized Controlled Trial Research Support, N.I.H., Extramural]. *Behav Res Ther, 47*(5), 389–394. https://doi.org/10.1016/j.brat.2009.02.010.

Hugo, V. (2014). *Die Elenden Band 1*. Artemis & Winkler.

Jordi, Q., Taquet, M., Desseilles, M., Montjoye, A., & Gross, J. (2019). Happiness and social behaviour. *Psychological Science, 30*, 1111–1122.

Kahneman, D., Krueger, A. B., Schkade, D., Schwarz, N., & Stone, A. A. (2006). Would you be happier if you were richer? A focusing illusion [Research Support, N.I.H., Extramural Research Support, Non-U.S. Gov't]. *Science, 312*(5782), 1908–1910. https://doi.org/10.1126/science.1129688.

Kenneth, L. D., & Panksepp, J. (2018). Fleshing out the complexities. In L. D. Kenneth & J. Panksepp (Hrsg.), *The emotional foundations of personality.* Norton.

Killingsworth, D. T., & Gilbert, A. M. (2010). A wandering mind is an unhappy mind. *Science, 330*, 932.

Lambert, N. M., Clark, M. S., Durtschi, J., Fincham, F. D., & Graham, S. M. (2010). Benefits of expressing gratitude: Expressing gratitude to a partner changes one's view of the relationship. *Psychological Science, 21*(4), 574–580. https://doi.org/10.1177/0956797610364003.

Liu, M., Kamper-DeMarco, K. E., Zhang, J., Xiao, J., Dong, D., & Xue, P. (2022). Time spent on social media and risk of depression in adolescents: A dose-response meta-analysis. *International Journal of Environmental Research and Public Health, 19*(9). https://doi.org/10.3390/ijerph19095164.

Long, A. A (2019). *Epiktet: Über die Kunst der inneren Freiheit: Alte Weisheiten für ein Leben nach der Stoa.* FinanzBuch Verlag.

Nguyen-Steers, M. L. (2017). The comparison trap. Psychology Today. https://www.psychologytoday.com/us/articles/201711/the-comparison-trap.

Pruessner, L., Barnow, S., Holt, D. V., Joormann, J., & Schulze, K. (2020). A cognitive control framework for understanding emotion regulation flexibility. *Emotion, 20*(1), 21–29. https://doi.org/10.1037/emo0000658.

Scherer, K. R. (1988). Criteria for emotion-antecedent appraisal: A review. In V. Hamilton, G. H. Bower, & N. H. Frijda (Hrsg.), *Cognitive perspectives on emotion and motivation* (S. 89–126). Dordrecht.

Scherer, K. R. (2009). The dynamic architecture of emotion: Evidence for the component process model. *Cognition & Emotion, 23*(7), 1307–1351. https://doi.org/10.1080/02699930902928969.

Sherman, N. (2022). *Stoische Weisheit: Alte Lektionen für moderne Resilienz.* FinanzBuch Verlag.

Summerville, A., & Roese, N. J. (2008). Dare to compare: Fact-based versus simulation-based comparison in daily life. *Journal of Experimental Social Psychology, 44*(3), 664–671. https://doi.org/10.1016/j.jesp.2007.04.002.

Watkins, P. C., Woodward, K., Stone, T., & Kolts, R. L. (2003). Gratitude and happiness: Development of a measure of gratitude, and relationships with subjective well-being. *Social Behavior and Personality: An International Journal, 31*(5), 431–451. https://doi.org/10.2224/sbp.2003.31.5.431.

Wolgast, M., Lundh, L. G., & Voiborg, G. (2011). Cognitive reappraisal and acceptance: An experimental comparison of two emotion regulation strategies. *Behaviour Research Therapy, 49*, 858–866. https://doi.org/10.1016/j.brat.2011.09.011.

Wood, A. M., Froh, J. J., & Geraghty, A. W. (2010). Gratitude and well-being: A review and theoretical integration. *Clinical Psychology Review, 30*(7), 890–905. https://doi.org/10.1016/j.cpr.2010.03.005.

Wood, A. M., Joseph, S., & Maltby, J. (2008). Gratitude uniquely predicts satisfaction with life: Incremental validity above the domains and facets of the five factor model. *Personality and Individual Differences, 45*(1), 49–54. https://doi.org/10.1016/j.paid.2008.02.019.

Prinzip 1: Selbstkontrolle: Fokussierung auf wenige, wichtige Dinge

Darum, wenn dann der Reiz fehlt, den die Geschäfte und das Hin- und Herlaufen gewährten, so ist ihnen das Zuhause bleiben und die Einsamkeit in ihren vier Wänden unausstehlich, und mit Widerwillen blicken sie auf sich, wenn sie sich selbst überlassen sind. Daher denn jener Überdruss, jenes Missfallen an sich selbst und das Schwanken einer Seele, die nirgends einen Ruhepunkt findet. (Seneca, Von der Gemütsruhe, 2.22)

Zusammenfassung Im Kapitel *Selbstkontrolle: Fokussierung auf wenige, wichtige Dinge* werden die Auswirkungen von Ablenkungen wie zum Beispiel übermäßiger Gebrauch von sozialen Medien, Internet und Applikationen auf unser Wohlbefinden behandelt. Anschließend wird die stoische Position dargestellt, dass der Mensch sich auf Weniges fokussieren soll, da ein abgelenkter Geist nicht die innere Ruhe (Ataraxie) erlangen kann. Das Kapitel endet mit einem Resümee und dem jeweiligen Übungsteil zum Vertiefen.

L. Annaeus Seneca war nicht nur stoischer Philosoph, sondern auch der Berater von Kaiser Nero (54–62 vor Christus) und zeitweise einer der mächtigsten Männer Roms. Er hat selbst erfahren, wie Dekadenz, Gelage und Festspiele in den Arenen die niedrigsten Impulse der Menschen nach Zerstreuung und Ablenkung zum Vorschein brachten. Für ihn war dieses Verlangen nach Zerstreuung Folge ungezügelter Leidenschaften, die auf einem Mangel an Vernunft und Disziplin verweisen. Es ist also nicht verwunderlich, dass Seneca diese Aktivitäten kritisierte, denn sie verletzten die

S. Barnow, *Was macht ein gelungenes Leben aus?*,
https://doi.org/10.1007/978-3-662-67315-7_3

stoischen Maximen nach Mäßigung und widersprachen der Vernunft und Tugend.

In unserer Zeit sind die Zerstreuungen andersgeartet als zu Senecas Zeiten; sie dienen jedoch dem gleichen Ziel: Sie sollen uns unterhalten, zum Konsum anregen oder bei Laune halten. T.S. Eliot hat diesen Zustand permanenter Ablenkung folgendermaßen beschrieben: *„We are distracted from distraction by distraction.“*[1] (Eliot, 2021)

Die innere Unruhe, die aus dem permanenten Abgelenkt sein resultieren kann, tut uns jedoch nicht gut, wie eine Studie zeigt, in der 2250 Personen für mehrere Tage bezüglich ihrer Aktivitäten (per Smartphone) befragt wurden und einschätzen sollten, wie positiv bzw. negativ sie die jeweils ausgeführte Aktivität erlebten. Hierbei zeigte sich, dass am negativsten das Umherwandern des Geistes (engl. mind wandering) als Manifestation innerer Unruhe und Distraktion, vor allem bezüglich problematischer Inhalte eingeschätzt wurde. Doch selbst wenn der Geist mit eher neutralen Dingen, jedoch ohne Fokus, beschäftigt war, wurde dies als nicht hilfreich erlebt (Killingsworth & Gilbert, 2010). Die Stoiker haben das bereits vor 2000 Jahren erkannt:

> *„Wisse also, dass du erst dann innerlich ruhig bist, wenn kein Lärm dich etwas angeht, wenn keine Stimme dich aus deiner Fassung bringt, nicht wenn sie schmeichelt, nicht wenn sie droht, nicht wenn sie mit leerem Klang Nichtiges lärmt.“* (Seneca, Briefe, 6.56.13)

Ein Leben voller Distraktionen ist jedoch gesellschaftlich erwünscht, wobei es in der Konsumgesellschaft zunehmend darum geht, *„wie man Menschen auf möglichst harmlose Art und Weise ablenkt, wenn sie nicht arbeiten“* (Eagleton, 2016). Wir werden dazu animiert, uns geistig zu zerstreuen, bis hin zur Abhängigkeit von ständiger Stimulation. Der durchschnittliche Amerikaner schaut beispielsweise drei Stunden und fünfzehn Minuten auf sein Handy und berührt dieses über 2000 Mal am Tag (zitiert aus: Hari, 2022, S. 18). Soziale Medien, das Internet, Multitasking, Großraumbüros, Forderungen nach ständiger Verfügbarkeit und natürlich die vielen Apps auf dem Smartphone können dazu führen, dass wir kaum noch in der Lage sind, wenige Minuten Stille zu ertragen, ohne unser Smartphone zu checken, E-Mails zu lesen, News-Ticker zu öffnen, im Internet zu surfen, eine Netflix-Serie zu schauen, eine WhatsApp zu senden oder unseren

---

[1] Zu deutsch: *Wir sind abgelenkt von Ablenkungen durch Ablenkung.*

Instagram-Account nach Likes zu durchforsten. Wir sind offenbar der Überzeugung, dass sie die Langeweile, die mit dem Nichtstun einhergehen mag, nicht ertragen können. Dies wird durch die Programmierer von Onlinespielen, Apps und sozialen Medien genutzt, die versuchen, unsere Aufmerksamkeit so lange wie möglich zu fesseln, denn je länger wir diese auf Inhalte, die in Apps und Internetseiten vermittelt werden, ausrichten, desto mehr verdienen die Entwickler durch Werbeeinnahmen daran. Wohin wir unsere Aufmerksamkeit richten und wie lange wir dies tun sind also die neuen Währungen des modernen, digitalen Zeitalters (Hari, 2022). Dies hat zur Folge, dass sich unsere Aufmerksamkeitsspanne für anspruchsvolle Aufgaben verringert und wir immer unruhiger und abhängiger von kurzfristiger Stimulation und Ablenkung werden (Twenge, 2019a; Twenge & Campbell, 2018).

Soziale Medien, To-do-Listen und Aufmerksamkeit
Gleichzeitig leben wir im Zeitalter der Globalisierung, des Überangebots und einer gewissen Orientierungslosigkeit. Einige versuchen die Kontrolle der Komplexität über To-do-Listen zu erlangen, nur um frustriert festzustellen, dass die Listen schnell endlos lang werden. Der Harvard-Professor und Psychologe Arthur Brooks hat in einem amüsanten Blogeintrag deshalb vorgeschlagen – statt To-do-Listen zu führen – aufzuschreiben, was wir alles nicht mehr tun wollen (Brooks, 2023). Selbstoptimierung, Multitasking und Präsentation in den sozialen Medien und die daraus abgeleiteten Gefühle mögen uns vereinzelt an den Rand der Erschöpfung bringen, wie der Schriftsteller Georg Saunders dies eindrucksvoll in seinem Buch *Lincoln in Bardo* beschreibt:

> *„Jedenfalls hätten wir schon vor langem kommen sollen (Anmerkung: gemeint ist die Zwischenwelt, das Bardo, in dem wir uns nach buddhistischer Auffassung nach dem Tod des Körpers für eine begrenzte Zeit aufhalten). Aber ich hatte immer so viel zu tun. Damit, Erfolg zu haben. Geliebt zu werden. Und viele Kinder von überragender Schönheit hervorzubringen. Und Intelligenz … Ich bin ja so erschöpft! Von … all meinen Erfolgen."* (Saunders, 2018, S. 127)

Manchmal sind wir also erschöpft von unseren Erfolgen, Multitasking, ständiger Stimulation und Fehlen von innerer Ruhe. Das Paradoxe ist jedoch, dass wir die Unruhe und Erschöpfung hinnehmen, weil wir vermeiden wollen, über uns selbst nachzudenken. Selbst der Urlaub kann zur kompetitiven Angelegenheit werden. Je mehr unsere Freunde reisen, desto stärker unser Verlangen, es ihnen gleichzutun. Aus der Perspektive der modernen Emotionspsychologie betrachtet bedeutet dies, dass wir nicht nur öfter in immer kürzerer Zeit Informationen ausgesetzt sind, sondern die daraus resultierenden (häufig auch negativen) Emotionen wie unter anderem Neid oder Angst regulieren müssen. Vor allem negative emotionale Stimuli kapern zudem unsere Aufmerksamkeit und können bei der Lösung kognitiver Aufgaben stören (Dolcos et al., 2021). Wenn wir uns beispielsweise über eine Nachricht ärgern, braucht es meist eine Weile, bevor wir wieder zur Ruhe kommen und uns anderen Dingen zuwenden können (siehe ausführlich Prinzip 3 in Kap. 5).

Selbstkontrolle und die Bedeutung von Mindsets

Den Impulsen nach oft sinnlosen Ablenkungen nicht nachzugeben und die Fähigkeit, den Geist stattdessen auf wichtige Themen zu fokussieren, war den Stoikern wichtig. Seneca hat hierbei den Aspekt der Freude, die aus einem fokussierten Geist resultiert, hervorgehoben (Maurach, 1991). Das erscheint aus heutiger Perspektive besonders bedeutsam, denn wir wissen inzwischen, dass unsere geistigen Ressourcen nicht unbegrenzt sind und vor allem Multitasking unsere Selbstkontrolle erschöpfen kann (Baumeister et al., 1998; Maranges & Baumeister, 2016; Reinecke et al., 2014). Dies wird unter anderem als „Ich-Erschöpfung" (engl. ego depletion) beschrieben (Baumeister et al., 1998). Dabei gehen der bekannte Sozialpsychologe Baumeister und Kolleginnen davon aus, dass geistige Prozesse unter Multitasking-Bedingungen so beeinträchtigt werden können, dass eine effiziente Selbstregulation erschwert ist. Dies lässt sich unter anderem in Studien unter Verwendung von Bildgebung zeigen. Hierbei fanden die Autoren eine erhöhte Aktivität im Mandelkern (Amygdala) auf negative Bilder bei den Versuchspersonen, die vorher durch verschiedene anspruchsvolle Aufgaben geistig erschöpft worden waren. Multitasking verhinderte die Gewöhnung an negatives Bildmaterial und bewirkte, dass emotionale Zentren aktiver waren, im Vergleich zu den nicht gestressten Kontrollpersonen (Wagner & Heatherton, 2013). Die Amygdala ist bei der Generierung und Regulation von Angst maßgeblich beteiligt, und eine verstärkte Aktivierung kann mit einem häufigeren Erleben und höherer Intensität von Angst einhergehen. Wenn Informationsload und Multitasking uns geistig stressen, reagieren wir nicht nur stärker auf emotionales Material, sondern die damit verbundenen negativen Emotionen halten auch länger an:

> *„Uns fesselt vieles, schwächt vieles. Lange stecken wir schon in diesen Fehlern; uns zu reinigen ist schwierig …"* (Seneca, Briefe, 6.59.9)

Ego-Erschöpfung ist abhängig von unseren Mindsets

Inzwischen gibt es jedoch auch Kritik an dem Konzept der Ich-Erschöpfung, wobei auf eine inkonsistente Datenlage und die eher kleinen Effekte hingewiesen wird (Hagger et al., 2016). Zudem sei das Ausmaß an geistiger Erschöpfung auch von der Überzeugung (sog. Mindsets) abhängig, über wie viel Selbstkontrolle man verfügt und inwieweit diese trainierbar oder festgesetzt ist (Bernecker & Job, 2015). Sofern wir der Überzeugung anhängen, dass unsere Selbstkontrolle nicht für anspruchsvolle Aufgaben ausreicht oder uns bestimmte Bedingungen schnell erschöpfen, werden wir weniger Ressourcen zur Verfügung haben, als wenn wir der Auffassung anhängen, dass Selbstkontrolle trainierbar ist. Das ist ganz im Sinne der Stoiker, die dachten dass das Ausmaß an Selbstkontrolle von unserer inneren Überzeugung abhängt und weniger von äußeren Umständen. Ablenkungen stören also nicht nur die Konzentration, sondern unser Verlangen nach Ablenkung geht mit der Überzeugung einher, dass wir uns nicht auf Weniges beschränken (fokussieren) können. Wir ignorieren auf diese Art und Weise den Rat von Marcus Aurelius:

> *„Beschäftige dich nur mit wenigem, wenn du heiter sein willst […]. Denn das erzeugt die Heiterkeit des Herzens, die nicht nur vom richtigen Handeln, sondern auch von einer Beschäftigung mit wenigem abhängt …"* (Aurel, 4.24)

Das Verlangen nach Ablenkung beherrschen

Die Stoiker haben argumentiert, dass unser Verlangen nach Distraktion auf der falschen Zustimmung zum Impuls, sich abzulenken, beruht. Ihnen wäre also weniger der Impuls nach Ablenkung und Stimulation ein Dorn im Auge gewesen, sondern das damit einhergehende Verlangen, das aus der Zustimmung zu diesem resultiert. Denn nur wenn wir dem Verlangen – in diesem Falle nach Ablenkung und Stimulation – zustimmen, werden wir diesem nachgeben. Das beinhaltet auch die Lösung des Problems: Nicht den Impuls nach Ablenkung und Neuem sollen wir unterdrücken, denn dies ist oft schwierig, da wir darauf angelegt sind, uns Neuem zuzuwenden, *sondern unsere (falsche) Zustimmung zu der Annahme, dass diese Ablenkungen uns nützen und uns glücklich machen.* Es wurde betont, dass wir uns stattdessen auf das Wesentliche fokussieren können, denn: *„Es ist eine Eigenart des Kranken, nichts lange auszuhalten"* (Seneca, Über die Seelenruhe II-11). Gemäß Zenon, dem Begründer der stoischen Philosophie, ist das höchste Gut: *„sich nur Verfügbares zum Zweck zu setzen"* (Ceynowa et al., 2017). Das beinhaltet den gleichen Grundgedanken wie im Buddhismus: *„Einstimmig zu leben"* (Hossenfelder, 2013, S. 67). Einstimmig zu leben bedeutet, die falschen Werturteile aufzugeben, die dazu führen können, dass die Seele in Erregung gerät, was der stoischen Sichtweise entspricht. Je mehr wir unserem Begehren zustimmen, und desto stärker wir unseren Wünschen nach Ablenkung nachgeben, desto unglücklicher werden wir sein, sagen die Stoiker. Der Schriftsteller und Stoiker David Fideler beschreibt in seinem Buch *Frühstück mit Seneca*, dass selbst das Reisen zum Problem werden kann, sofern es der Flucht dient und ohne Ziel erfolgt. Er zitiert Seneca mit den Worten: *„Der Wanderer, der einem Weg folgt, hat ein Ziel, das Umherirren ist grenzenlos."* (Fideler, 2022, S. 115) Auf unsere Zeit übertragen: Wenn wir uns abhängig machen von unserem Verlangen nach Apps, Facebook, Instagram, Google, TikTok, Snapchat oder YouTube, verlieren wir ein Großteil der Kontrolle über unser Leben und werden von äußeren Bedingungen beherrscht, anstatt von inneren Zielen. Gleichzeitig *irren wir umher*, verlieren den Fokus, fühlen uns hin- und hergeworfen und verloren:

> *„Das äußere Geschehen soll dich nicht ablenken, und du sollst dir Zeit nehmen, etwas Gutes hinzuzulernen und aufhören, umherzuirren. Man muss sich jetzt aber auch vor dem anderen Fehler in Acht nehmen: Denn auch diejenigen sind töricht in ihrem Tun, die vom Leben erschöpft sind und kein Ziel haben, auf das sie jeden inneren Antrieb und überhaupt jede Vorstellung richten können."* (Aurel, 2.7)

Es geht Marcus darum, dass wir uns selbst Grenzen setzen und unser Verlangen nach Ablenkung reduzieren, indem wir mittels Selbstkontrolle, bestimmte Distraktionsquellen abstellen oder reduzieren; und uns an unseren Zielen orientieren, denen wir unser Verlangen nach Ablenkung unterordnen können. Wenn unser Ziel das Empfinden von Glück ist und wie wir ruhiger und entspannter leben können, müssen wir auch diesem Ziel das Verlangen nach Ablenkung unterordnen.

Die psychischen Folgen des sich Ablenkens

Es geht mir jedoch nicht darum, das Smartphone oder soziale Medien einseitig zu kritisieren, sondern um eine Reflexion über die Art und Weise, wie diese Medien unsere Aufmerksamkeit manipulieren können. Hierbei drängt sich die Frage auf: Wie können wir erreichen, dass diese Medien uns hilfreich zur Seite stehen, ohne zu stark unsere Aufmerksamkeit für mehr oder weniger sinnlose Inhalte (im Sinne der Ablenkung) zu okkupieren.

Die Mehrzahl der psychologischen Studien kommt hierbei überein-stimmend zu dem Ergebnis, dass Ablenkung eine nur kurzfristig wirk-same Strategie zur Emotionsregulation ist, langfristig aber zu Problemen führt. So ist die häufige Anwendung von Ablenkung positiv mit Ängsten und depressiven Stimmungszuständen assoziiert (Aldao et al., 2010; Barnow, 2017; Barnow et al., 2013). Das liegt unter anderem daran, dass grundlegende Konflikte oder Schwierigkeiten und die damit assoziierten Gefühle sich nicht dadurch (langfristig) lösen lassen, dass man sich von ihnen ablenkt, sondern der Analyse bedürfen. Wenn wir negative Gefühle und Langeweile nicht ertragen können, ohne unmittelbar dem Drang nach Ablenkung nachzugeben, können wir mit Gefühlen wie zum Beispiel Trauer und Angst nicht konstruktiv umgehen. Wir werden stattdessen zur Überzeugung gelangen, dass wir unseren negativen Gefühlen hilflos aus-gesetzt sind, was die Tendenz verstärkt, sie zu unterdrücken oder uns von ihnen abzulenken. Die häufige Anwendung von Emotionsunterdrückung ist jedoch, ähnlich wie Ablenkung, nicht empfehlenswert zur Regulation unangenehmer Gefühle wie Angst, Ärger oder Trauer. So konnten meine Arbeitsgruppe und andere Forschende zeigen, dass die häufige Unter-drückung von Gefühlen sowohl negative Gefühle verstärkt als auch positive abschwächt und mit geringerem Wohlbefinden und Lebenszufrieden-heit zusammenhängt[2] (Aldao et al., 2010; Barnow et al., 2020; Barnow, 2020; Dalgleish et al., 2009; Hofmann et al., 2009; John & Gross, 2004). Der Emotionsforscher und Psychologe an der Stanford Universität James Gross und sein Team haben zudem gezeigt, dass die Unterdrückung von Emotionen und Emotionsausdruck (sog. Pokerface) langzeitlich mit einer verstärkten physiologischen Erregung einhergehen kann, selbst wenn die ursächlichen Emotionen nicht mehr bewusst wahrgenommen werden (Gross & John, 2003). Mit anderen Worten, die Kombination aus Ablenkung und Unterdrückung schwieriger Emotionen mag uns kurzfristig von der Wahr-nehmung dieser Emotionen befreien, langfristig können diese Strategien jedoch zu Schwierigkeiten führen, wie beispielsweise negative Gefühle zu ertragen oder sich längere Zeit zu konzentrieren. So können wir nicht zur inneren Ruhe finden. Wir können uns stattdessen auf Weniges beschränken, unsere Optionen reduzieren, uns von äußeren Zwängen, so weit wie mög-lich, befreien und unser Verlangen nach Ablenkung hinterfragen.

---

[2] Grundsätzlich gilt jedoch, dass Emotionsregulationsstrategien nicht per se adaptiv oder maladaptiv sind, sondern dass dies vom Kontext abhängt. Allerdings ist eine häufige Verwendung von Suppression, Ablenkung und Vermeidung konsistent mit höheren Psychopathologiewerten assoziiert.

Resümee: Selbstbeherrschung: Fokussierung auf wenige, wichtige Dinge

Aus stoischer Perspektive verhindert ein zerstreuter Geist die innere Ruhe. Dies wird durch die aktuellen Forschungsbefunde bestätigt. Die Heiterkeit des Herzens erlangen wir eher durch Fokus und Beschränkung, nicht dadurch, dass wir uns ständig ablenken. Bezogen auf das Smartphone und die sozialen Medien ist es sinnvoll, dass wir uns fragen: Was benötigen wir und was dient lediglich der Zerstreuung und fördert einen abgelenkten Geist? Wie können wir wieder mehr Fokus und weniger Ablenkung in unser Leben bringen, und welche Barrieren gilt es abzubauen, um dies zu erreichen? Geben wir dem Abenteurer und Philosophen Erling Kagge das Schlusswort, der sowohl den Nordpol als auch den Südpol erwandert hat und hierbei unter anderem auch seine Erfahrungen mit der Stille während dieser Wanderungen beschreibt.

> *„Selbstverständlich lässt sich viel Freundliches über von Menschen geschaffene Umgebungen und die neuen Technologien sagen, aber unsere Augen, Nasen, Ohren, Zungen, die Haut, das Gehirn, die Hände und Füße sind nicht dafür geschaffen worden, den Weg des geringsten Widerstandes zu gehen."* (Kagge, 2019, S. 17)

Praktische Übungen: Distraktionen verringern

1. Stoische Übung *Freiwilliger Verzicht (zur Erläuterung der stoischen Übungen siehe die Tab. 1, Prinzip 3)*. Überlegen Sie sich, auf welche Ablenkungen Sie verzichten können. Von den Stoikern vorgeschlagene Verzichtsübungen waren teilweise nur temporär. Ich möchte Sie jedoch ermuntern, mit einer Sache zu beginnen und dann dabei zu bleiben. Vorschläge für eine Reduktion der digitalen Ablenkungen beinhalten:

- Dauerhafte Löschung von Apps, die viel Aufmerksamkeit ziehen und nur dem Zeitvertreib dienen.
- Verzicht auf bestimmte Internetseiten, Glücksspiele.
- Deinstallieren Sie die News-App auf dem Handy.
- Deaktivieren Sie die Benachrichtigungen einzelner Apps oder schalten sie den Nicht- stören-Modus ein.
- Legen Sie Zeiten fest, wann Sie in die sozialen Netzwerke schauen, oder schalten Sie diese (zeitweise) ab.

* Lassen Sie Ihr Smartphone zu Hause liegen, wenn Sie es nicht benötigen (um sich davon unabhängiger zu machen).
* Verzicht auf die Anschaffung eines neuen Smartphones, iPads, Smart Watches usw., sofern dies nicht rational begründbar ist.

2. *Psychologische Übung zur Emotionsregulation*: Machen Sie sich bewusst, dass Ablenkung nur kurzfristig hilfreich dabei ist, Einsamkeitsgefühle, Ängste, Traurigkeit, Langeweile und andere unangenehme Zustände zu überdecken. Statt sich abzulenken, versuchen Sie eine kurze Achtsamkeitsübung: Setzen Sie sich dazu gerade hin und fokussieren Sie sich auf Ihre Atmung. Machen Sie 10–20 ruhige Atemzüge, versuchen Sie hierbei etwa fünf Sekunden einzuatmen und sechs Sekunden auszuatmen. Kehren Sie dann in den Raum und zur ursprünglichen Aufgabe zurück. Wie fühlt es sich jetzt an? Diese kleine Übung können Sie mehrfach am Tag machen. Versuchen Sie zudem, mindestens eine Aktivität am Tag achtsam durchzuführen (d. h. ohne sich abzulenken). Das kann Zähneputzen sein, aber auch das Schreiben eines Tagebuchs oder die Durchführung einer kurzen Meditationsübung. Versuchen Sie zudem, achtsam zu essen, anstatt Ihre Mahlzeiten herunterzuschlingen, während Sie gleichzeitig auf Ihr Handy schauen.

Generell gilt, wenn Sie fokussierter leben wollen, ist es wichtig, dies in den Alltag zu integrieren. Schränken Sie Ihre Optionen ein, hinterfragen Sie Ablenkungen, schulen Sie Ihren Geist, indem Sie für längere Zeit bei einer Sache bleiben. Suchen Sie die Tiefe, anstatt an der Oberfläche zu schürfen.

Literatur

Aldao, A., Nolen-Hoeksema, S., & Schweizer, S. (2010). Emotion-regulation strategies across psychopathology: A meta-analytic review [Meta-Analysis]. *Clinical Psychology Review, 30*(2), 217–237. https://doi.org/10.1016/j.cpr.2009.11.004.

Barnow, S. (2017). *Gefühle im Griff!* Springer.

Barnow, S. H. (2020). *Handbuch Emotionsregulation: Zwischen psychischer Gesundheit und Psychopathologie.* Springer.

Barnow, S., Aldinger, M., Ulrich, I., & Stopsack, M. (2013). Emotionsregulation bei Depression: Ein multimethodaler überblick. = Emotion regulation in depression: An overview of results using various methods. *Psychologische Rundschau, 64*(4), 235–243. https://doi.org/10.1026/0033-3042/a000172.

Barnow, S., Prüßner, L., & Schulze, K. (2020). Flexible Emotionsregulation: Theoretische Modelle und Empirische Befunde. *Psychologische Rundschau, 71*, 288–302. https://doi.org/10.1026/0033-3042/a000494.

Baumeister, R. F., Bratslavsky, E., Muravem, M., & Tice, D. M. (1998). Ego depletion: Is the active self a limited resource. *Journal of Personality and Social Psychology, 74*, 1252–1265.

Bernecker, K., & Job, V. (2015). Beliefs about willpower moderate the effect of previous day demands on next day's expectations and effective goal striving. *Frontiers in Psychology, 6*, 1496. https://doi.org/10.3389/fpsyg.2015.01496.

Brooks, A. (16. März 2023). Make a To-Don't List. https://www.theatlantic.com/family/archive/2023/03/goals-negativity-bias-new-years-resolution/673408/. Zugegriffen: 18. Mai 2022.

Ceynowa, K., Bongertmann, U., & Hossenfelder, M. (2017). *Geschichte der Philosophie Bd. 3: Die Philosophie der Antike 3: Stoa, Epikureismus und Skepsis.* Beck.

Dalgleish, T., Yiend, J., Schweizer, S., & Dunn, B. D. (2009). Ironic effects of emotion suppression when recounting distressing memories. *Emotion, 9*(5), 744–749. https://doi.org/10.1037/a0017290.

Dolcos, S., Hu, Y., Williams, C., Bogdan, P. C., Hohl, K., Berenbaum, H., & Dolcos, F. (2021). Cultivating affective resilience: Proof-of-principle evidence of translational benefits from a novel cognitive-emotional training intervention. *Frontiers in Psychology, 12*, 585536. https://doi.org/10.3389/fpsyg.2021.585536.

Eagleton, T. (2016). *Vom Sinn des Lebens.* List Taschenbuch.

Eliot, T. S. (2021). *Vier Quartette* (2. Aufl.). Suhrkamp.

Fideler, D. (2022). *Frühstück mit Seneca.* FinanzBuch Verlag.

Gross, J. J., & John, O. P. (2003). Individual differences in two emotion regulation processes: Implications for affect, relationships, and well-being. *Journal of Personality and Social Psychology, 85*(2), 348–362. https://doi.org/10.1037/0022-3514.85.2.348.

Hagger, M. S., et al. (2016). A multilab preregistered replication of the ego-depletion effect. *Psychological Science, 11*, 546–573. https://doi.org/10.1177/1745691616652873.

Hari, J. (2022). *Stolen focus: Why you can't pay attention.* Bloomsburry Publishing.

Hofmann, S. G., Heering, S., Sawyer, A. T., & Asnaani, A. (2009). How to handle anxiety: The effects of reappraisal, acceptance, and suppression strategies on anxious arousal [Randomized Controlled Trial Research Support, N.I.H., Extramural]. *Behaviour Research and Therapy, 47*(5), 389–394. https://doi.org/10.1016/j.brat.2009.02.010.

Hossenfelder, M. (2013). *Antike Glückslehren. Quellen zur hellenistischen Ethik in deutscher Übersetzung.* Kröner.

John, O. P., & Gross, J. J. (2004). Healthy and unhealthy emotion regulation: Personality processes, individual differences, and life span development. *Journal of Personality, 72*, 1301–1334.

Kagge, E. (2019). *Philosophy for polar explorers.* Penguin.

Killingsworth, D. T., & Gilbert, A. M. (2010). A wandering mind is an unhappy mind. *Science, 330*, 932.

Maranges, H. M., & Baumeister, R. F. (2016). Self-control and ego depletion. In K. Vohs & R. Baumeister (Hrsg.), *Handbook of self-regulation* (3. Aufl., Bd. 2, S. 42–61). The Guilford Press.

Maurach, G. (1991). *Seneca: Leben und Werk*. Wissenschaftliche Buchgesellschaft.

Reinecke, L., Hartmann, T., & Eden, A. (2014). The guilty couch potato: The role of ego depletion in reducing recovery through media use. *Journal of Communication, 1207*, 1–21. https://doi.org/10.1111/jcom.12107.

Saunders, G. (2018). *Lincoln im Brado*. Luchterhand.

Twenge, J. M. (2019a). More time on technology, less happiness? Associations between digital-media use and psychological well-being. *Current Directions in Psychological Science, 28*(4), 372–379. https://doi.org/10.1177/0963721419838244.

Twenge, J. M., & Campbell, W. K. (2018). Associations between screen time and lower psychological well-being among children and adolescents: Evidence from a population-based study. *Preventive Medicine Reports, 12*, 271–283. https://doi.org/10.1016/j.pmedr.2018.10.003.

Wagner, D. D., & Heatherton, T. F. (2013). Self-regulatory depletion increases emotional reactivity in the amygdala. *SCAN, 8*, 410–417. https://doi.org/10.1093/scan/nss082.

Prinzip 2: Unabhängigkeit von Materiellem

Die körperlichen Bedürfnisse, wie Essen, Trinken, Kleidung, Wohnung und Bedienung,
befriedige nur so weit, wie es unbedingt notwendig ist. Aber meide ganz, was äußeren
Glanz verleiht oder dem Luxus dient. (Epiktet, Handbuch, 33)

Zusammenfassung Im Kapitel *Unabhängigkeit von Materiellem* setzen wir uns mit der Frage auseinander, ob Wohlstand und Luxus unser Wohlbefinden befördern. Ich werde hierbei die stoische Annahme diskutieren, dass äußere Bedingungen (am Beispiel des Einkommens) nicht entscheidend, für unser pychisches Befinden sind und hierzu eine Vielzahl wissenschaftlicher Studien heranziehen. Wie sich zeigt, ist die Befundlage nicht eindeutig, die letztendliche Botschaft aber schon.

In der westlichen Welt werden wir von klein auf darauf konditioniert, äußeren Dingen einen hohen Stellenwert einzuräumen und unseren Wünschen nachzugeben, sofern sie zu mehr Ansehen oder Komfort führen. Ohne Konsum kein Wachstum, und die jährliche Erhöhung des Bruttosozialprodukts ist erklärtes Ziel westlicher Politik. Viele denken, weil uns dies durch unser System nahegelegt wird, dass Wohlstand, ein schönes Haus und Luxus die wahren Glücksbringer sind. Ohne materielle Ziele und eine gewisse Unzufriedenheit würde unser Gesellschaftssystem schwerlich überleben. In der Zeitschrift Atlantic erschien beispielsweise kürzlich ein Beitrag, in dem der Autor die Ergebnisse einer jährlichen Umfrage an Studierenden beschreibt, in der diese unter anderem 20 Lebensziele auf einer Skala von nicht wichtig bis essentiell bedeutsam einschätzen sollten. In der aktuellen

S. Barnow, *Was macht ein gelungenes Leben aus?*,
https://doi.org/10.1007/978-3-662-67315-7_4

Befragung (2023) gaben vier von fünf der Teilnehmenden an, dass *sehr gut zu verdienen essenziell oder ein sehr wichtiges Lebensziel ist*, im Gesamtranking war das Platz 1 (Mechanic, 2023). Ich möchte nicht infrage stellen, dass gut zu verdienen ein wichtiges Lebensziel sein kann, vor allem auch für junge Menschen, die sich eine Lebensgrundlage erarbeiten müssen und eine Familie gründen wollen. Geld schafft Möglichkeitsräume, wie der Philosoph Michael Hampe betont; und Wohlstand kann uns eine gewisse (wenn auch manchmal trügerische) Sicherheit geben. Gut verdienen zu wollen ist also ein durchaus vernünftiges Lebensziel, zudem kann man das Gehalt auch als Maß der Wertschätzung für die geleistete Arbeit verstehen. Die Stoiker waren jedoch der Auffassung, dass Luxusgüter, ja sogar Wohlstand, irrelevant (gleichgültig) für unser inneres Erleben sind und gar zum Problem werden können, sofern wir dem *Verlangen nach diesen Gütern zu stark nachgeben und unseren geistigen Zustand abhängig davon machen*. So werden wir leichte Beute für Angst und Kummer:

> „… *Wenn du dich auch nur ein bisschen an irgendetwas hängst, wirst du unweigerlich irgendwann traurig und mutlos sein, leichte Beute für Angst und Kummer. Du wirst Wünsche haben, die unerfüllt bleiben und Abneigungen, die dich mit voller Wucht treffen.*" (Epiktet, Fragmente, 4.5.27, zitiert in der Übersetzung von Long, 2019)

Im Kultfilm Harold and Maude von Hal Ashby wird dies indirekt aufgegriffen, dort heißt es: *„Ich möchte freundlich daran erinnern, was heute hier ist, ist morgen vergangen, also hänge dich nicht an Dinge."*[1]

Wir sollen uns nicht zu stark an materielle Güter binden, denn diese sind vergänglich und können uns jederzeit verloren gehen. *Das Problem ist hierbei nicht der Wohlstand an sich, sondern: immer mehr zu wollen.* Geldgier (also das Horten von Geld zum Selbstzweck) zeigt gemäß Stoa einen wenig weisen Geist an, der dem falschen Werturteil anhängt, dass Geld an sich ein Gut sei (Forschner, 2018).

Trotz materiellem Wohlstand geht es uns nicht besser

Aber wie hängen Wohlstand und Glück zusammen? Wie wir sehen werden, lässt sich diese Frage nicht so einfach beantworten. Denn obwohl der Wohlstand in den letzten Jahrzehnten (vor allem in den sogenannten reichen westlichen Ländern) stetig angestiegen ist und das nahelegen würde, dass

---

[1] Original: *I'm just acting as a gentle reminder, here today, gone tomorrow, so don't get attached to things.*

es uns besser geht als je zuvor, verzeichnen wir eine Zunahme depressiver Störungen, vor allem in Teilen Europas und den USA. So berichten beispielsweise die Autoren einer Studie, in der die Daten von 87 % aller Krankenversicherten in Deutschland ausgewertet wurden, einen Anstieg von 25 % bei den depressiven Störungen zwischen 2009 und 2017, bei Frauen lag er sogar bei 40 % und bei jungen männlichen Adoleszenten waren es 95 % (Steffen et al., 2020). Mittels eines nationalen, repräsentativen Datensatzes (mit einer Stichprobe von 611.880 Personen) analysierten die Psychologin Jean Twenge und Kolleginnen, inwieweit die Jahresprävalenz depressiver Störungen und Suizidalität sich im Zeitraum von 2005 bis 2017 in den USA verändert hat. Sie fanden eine Zunahme von 52 % (von 8,7 auf 13,2 %) bei den depressiven Störungen bei Adoleszenten, bei den jungen Erwachsenen waren es 63 % (8,1 auf 13,2, 2009–2017) (Twenge et al., 2019c)[2]. Ähnliche Trends zeigen sich bei den Angststörungen. Zudem weisen weitere Studienbefunde darauf hin, dass sich immer mehr Menschen einsam fühlen (Twenge et al., 2010, 2019a, b).

Der Risikoforscher Gerd Gigerenzer erklärt die Zunahme von Angstsymptomen vor allem bei jungen Menschen in den letzten Jahrzehnten unter anderem mit der stärkeren Gewichtung äußerer Ziele wie Einkommen, Aussehen und sozialer Status. Dieser Fokus auf äußere Faktoren führe dazu, dass junge Menschen weniger Einfluss auf das Erreichen ihrer Ziele haben, da die genannten Faktoren nicht immer ihrer Kontrolle unterliegen. Dies steht in Übereinstimmung mit Studienergebnissen, die zeigen, dass bei Jugendlichen die Überzeugung, sie hätten Kontrolle über ihr Leben, in den letzten Jahren erheblich abgenommen hat (Gigerenzer, 2013).

Durch die Globalisierung und Technisierung unserer Gesellschaft entstehen zudem einerseits neue, interessante Berufe, andererseits werden hohe Erwartungshaltungen vermittelt, wie unter anderem, dass man scheinbar ohne große Bemühungen sehr viel Geld verdienen kann (wie etwa Influencer, YouTuber, usw.). Ausgeblendet wird hierbei (mal abgesehen davon, dass die Erfolgreichen oft sehr viel Zeit und Mühe investiert haben), dass nur sehr wenige Personen derartige Erfolge erzielen, ebenso, dass gleichzeitig die Schere zwischen arm und reich immer größer wird.

---

[2] Zwar lassen sich kulturelle Effekte, wie unter anderem eine höhere Akzeptanz für psychische Störungen und bessere Diagnostik und Versorgungsstrukturen, als Ursache für den Anstieg nicht ausschließen, allerdings ist es unwahrscheinlich, dass dies den Anstieg vollkommen erklären kann.

Es ergibt sich deshalb die Frage: *Überschätzen wir den positiven Einfluss äußerer Güter auf das Wohlbefinden? Ist es weise, sich das ganze Leben zu mühen, um sich dann das schöne Haus, Luxusurlaube oder andere Luxusgüter leisten zu können?* Und ich stelle diese Frage durchaus nicht im Sinne der Moral, sondern aus einer wissenschaftlichen Perspektive heraus: Sind diese Güter also signifikante Prädiktoren für Glückserleben?

Die Stoiker waren davon überzeugt, dass die Vereinfachung des Lebens und die Stärkung von Selbstkontrolle durch die Vernunft uns ein glücklicheres Leben ermöglichen als das Anhäufen von Gütern. Einfach und gemäß der Natur zu leben, ist jedoch nicht gleichzusetzen mit einem asketischen Leben oder dass wir auf Luxus ganz verzichten müssen. Auch ist damit nicht gemeint, dass wir uns in die Idylle aufs Land zurückziehen, und dieses abgeschiedene Leben romantisieren. Stattdessen geht es um einen Lebensstil, der sich durch ein vernünftiges Maß auszeichnet. Vor allem ist es wichtig, das eigene Befinden von äußeren Bedingungen unabhängiger zu machen. Das beinhaltet auch, Verluste zu akzeptieren. Den materiellen Versuchungen zu widerstehen, war also bedeutsam für stoisches Denken und Handeln. Aber wie sieht die aktuelle Datenlage zu diesem Thema aus? *Macht Geld uns glücklich?*

Geld macht zufriedener, aber nicht glücklicher

Einfach zu leben, bedeutet aus stoischer Perspektive eine innere Haltung der Genügsamkeit und Kontrolle des Wollens. Der französische Philosoph Montaigne, der sich in seinen Essays u. a. auch mit den Stoikern auseinandergesetzt hat, bringt diesen Gedanken auf den Punkt und unterstreicht damit die Argumentation von Seneca:

> „Es ist recht, dass [...] Vermögen und vor allen Dingen Gesundheit besitze, wer kann; aber nicht, unsere Seele so daran zu heften, dass unser ganzes Glück daran hängt." (zitiert aus Montaigne, 2013, S. 260)

Folgend möchte ich etwas detaillierter auf die stoische Position eingehen, dass materielle Güter für unser Wohlbefinden indifferent (nicht wichtig) sind. Natürlich lässt sich die Frage, inwieweit uns Besitz und Wohlstand glücklich machen, nicht für jeden Einzelnen beantworten. Zudem ist die Antwort auch davon abhängig, was wir unter Glück verstehen. Geht es um die Häufigkeit des Erlebens positiver Gefühle im Alltag (Hedonismus)? Oder um die Lebenszufriedenheit, die auf einer globaleren Einschätzung der Lebensumstände beruht (ich bin mit meinem Leben im Großen und Ganzen zufrieden). Oder verstehen wir darunter die Eudämonie, die ein sinnhaftes Leben einschließt, in dem wir uns vor allem als Teil einer größeren Gemeinschaft verstehen? Folgend berichte ich Befunde, in denen primär allgemeines Wohlbefinden (u. a. Erleben positiver Gefühle) und Lebenszufriedenheit als Indikatoren berücksichtigt wurden. Später kümmern wir uns um den Zusammenhang zwischen Einkommen und Eudämonie.

Empirie zum Zusammenhang von Einkommen und Wohlbefinden

Unter Verwendung von Daten großer Gesundheitsbefragungen weltweit zeigte sich, dass obwohl das Einkommen in den westlichen Industrienationen seit über 50 Jahren substanziell zugenommen hat, die Werte zur Lebenszufriedenheit nicht angestiegen sind, sondern auf etwa dem gleichen Niveau verharren. Diese Tatsache wird nach dem Entdecker als *Easterlin-Paradox* bezeichnet[3]. Die Studienergebnisse des Wirtschafts-Nobelpreisträgers und Psychologen Daniel Kahneman, der viele Untersuchungen zur Bedeutung von Wohlstand für das Wohlbefinden durchgeführt hat, ergaben, dass ab einem Einkommen von etwa 75.000 US Dollar im Jahr (aktuell wären das etwa 80.000 Euro) der Zusammenhang zwischen Einkommen und allgemeiner Lebenszufriedenheit gering, und zwischen Einkommen und den im Alltag erlebten Gefühlen nicht bedeutend ist. Kahneman zieht das Fazit:

> *„We conclude that high income buys life satisfaction but not happiness."*[4] (Kahneman & Deaton, 2010)

Während also für Menschen die beispielsweise 35.000 € im Jahr verdienen, ein Anstieg auf 70.000 € Jahresgehalt sich stark positiv auf das unmittelbare emotionale Erleben und die Lebenszufriedenheit auswirken sollte, nimmt die Stärke dieses Zusammenhangs zunehmend ab, je höher das Ausgangsgehalt ist. Die Überzeugung, dass egal wie viel wir verdienen, jede

---

[3] Auch wenn diese Daten vor allem für die westlichen Industrienationen gelten und spätere Befunde darauf hindeuten, dass weniger das absolute, sondern das relative Einkommen hierbei von Bedeutung ist.

[4] Wir kommen zu dem Schluss, dass ein hohes Einkommen Lebenszufriedenheit, aber kein Glück erkauft.

Steigerung des Einkommens uns glücklicher macht wird in der Psychologie als *Fokus-Illusion* bezeichnet (Kahneman et al., 2006). Nur weil wir denken, dass bestimmte Faktoren bedeutsam für unser Leben sind, halten wir diese für besonders erstrebenswert, ohne zu überprüfen, ob unsere Überzeugung der Realität standhält. Wir blenden hierbei andere Informationen aus, die möglicherweise gegen unsere Überzeugung sprechen. Hätten Sie beispielsweise gedacht, dass der Effekt eines vierfach so hohen Einkommens auf das aktuelle Wohlbefinden in etwa vergleichbar ist mit dem eines guten Wochenendes; und ein Drittel des (negativen) Effekts von Kopfschmerzen beträgt (Killingsworth et al., 2023). Warum das so ist, versuche ich folgend zu erläutern.

Hedonische Anpassung verhindert dauerhafte Freude
Eine Erklärung für unerwartet geringen Auswirkungen des Einkommens auf unser Wohlbefinden bietet die bereits angedeutete Theorie der hedonischen Anpassung (zitiert nach Diener et al., 2006), die besagt, dass das subjektive Wohlbefinden von Personen nur temporär durch äußere Ereignisse beeinflusst wird, wobei vor allem bei positiven Ereignissen eine schnellere Rückbildung an das vorherige (emotionale) Niveau zu erwarten ist (Tierney & Baumeister, 2019). Demnach sind beispielsweise die positiven Gefühle nach einer Heirat meist nur mit einem kurzfristigen Anstieg in der Lebenszufriedenheit verbunden, gefolgt von einer schnellen Annäherung an das Ursprungsniveau vor der Heirat. Allerdings gilt auch, je stärker die initiale positive Reaktion, desto länger hält der Effekt an (Lucas et al., 2003). Ein weiteres Beispiel: Die Erwartung, dass auch der nächste Luxusurlaub ähnlich positive Gefühle auslöst wie der gerade kürzlich verbrachte, wird oft enttäuscht, denn schnell langweilen wir uns, und der schöne Blick aufs Meer kann auch nichts daran ändern. Andere Befunde dokumentieren, dass Menschen, für die das Erleben positiver Gefühle sehr wichtig ist, hohe Standards setzen, was wiederum bewirkt, dass der Kontrast zu neutraler oder negativer Stimmung als besonders stark empfunden wird und sie sich dadurch unglücklicher fühlen (Mauss et al., 2011). Es müssen also immer intensivere, positive Stimulationen stattfinden, damit sich eine gewisse Zufriedenheit einstellt. Diese Unzufriedenheit mit bestehenden Standards kennzeichnet unser Gesellschaftssystem, denn zufriedene Bürger würden nicht immer mehr konsumieren, reisen, forschen, entwickeln und auch nicht immer mehr Geld verdienen wollen.

Für gravierende negative Ereignisse (z. B. Verwitwung, Arbeitslosigkeit) werden stärkere Veränderungen im Ausmaß des subjektiven Wohlbefindens erkennbar, die auch längerfristig zu einem geringeren Level der absoluten Lebenszufriedenheit führen können. Aber auch nach solchen tiefen Einschnitten finden Adaptionsprozesse statt, die Wohlbefinden und Lebenszufriedenheit zumindest wieder an das Ursprungsniveau annähern (Diener et al., 2006).

Zusammenfassend lässt sich also sagen: *Der Zusammenhang von Einkommen und Wohlbefinden ist eher moderat. Hedonische Adaption kann bewirken, dass wir langfristig nicht von neuen Dingen und Luxusgütern profitieren.* Kaum hat sich ein Wunsch erfüllt, ist der nächste zur Hand. Es scheint sich also nicht zu lohnen, zu viel Energie in den Erwerb von Luxus und Geldvermehrung zu stecken, diesen Aspekt also überzubewerten. Allerdings soll an dieser Stelle nicht abgestritten werden, dass materieller Wohlstand Möglichkeiten erschließt, wobei es auch darauf ankommt, wie wir unser Geld nutzen (siehe hierzu weiter unten). Auch aus stoischer Perspektive ist Wohlstand der Armut vorzuziehen, allerdings sollen wir unser Seelenheil nicht daran hängen und das Verlangen nach Luxus hinterfragen:

Wie viel Mühsal akzeptieren wir freiwillig, um Wohlstand und Ruhm zu erlangen? Wäre es nicht sinnvoller, statt Anstrengungen um des Geldes Willen zu investieren, sich darin zu üben, weniger zu wollen? (mod. aus Rufus, 2022, S. 51)

Konträre Befunde: Wohlstand ist moderat mit Wohlbefinden assoziiert, selbst bei hohen Einkommen

Ist die Befundlage wirklich so eindeutig, oder existieren auch konträre Befunde, die nahelegen, dass selbst die sehr Wohlhabenden von einem Einkommenszuwachs profitieren? In einer Studie zeigte sich beispielsweise, dass Personen, die mehr als zehn Millionen Dollar im Jahr verdienten, global gesehen zufriedener mit ihrem Leben waren als solche mit einem Jahresgehalt von einer Million Dollar im Jahr. Allerdings waren die Effekte sehr klein (Donnelly et al., 2018).

Zudem wurden die oben zitierten Befunde von Kahneman, nach denen der Zusammenhang von Wohlbefinden und Einkommen ab einem Jahres Bruttoverdienst von etwa 75.000 US Dollar nicht weiter statistisch bedeutsam ist, kürzlich infrage gestellt. Matthew Killingsworth analysierte hierzu die Daten von 33.391 Personen, wobei ein ambulantes Messverfahren benutzt wurde, dass die jeweilige Stimmung direkt, und nicht mittels Fragebögen erfasste. Die Versuchspersonen wurden mehrfach am Tag über ein

Signal aufgefordert, auf dem Smartphone anzugeben, wie sie sich kurz vor dem Signal gefühlt hatten. Diese Daten wurden mit dem jeweiligen Einkommen in Beziehung gesetzt, wobei dies jedoch relational erfolgte. Das bedeutet, es wurde angenommen, dass beispielsweise eine Verdopplung des Einkommens von 40.000 auf 80.000 € den gleichen Effekt hat, wie von 80.000 auf 160.000 Dollar. Diese Analysen ergaben, dass das erlebte Wohlbefinden mit zunehmenden Einkommen linear ansteigt, und zwar auch über 75.000 US Dollar hinaus, wobei es keine Unterschiede zwischen niedrigen und sehr hohen Einkommen gab (Killingsworth, 2021). Allerdings war die Korrelation zwischen erlebten Wohlbefinden und Einkommen gering ($r = 0{,}09$). Wie kommt es zu diesen differenten Ergebnissen? Killingsworth und Kahneman haben dies in einer kürzlich erschienenen Studie gemeinsam untersucht und konnten überraschend zeigen, dass es vor allem diejenigen sind, die von einem höheren Einkommen profitieren, die zum Befragungszeitpunkt bereits relativ glücklich waren, während die Zusammenhänge für die eher unglücklichen Studienteilnehmenden (<35 % der untersuchten Personen) nicht signifikant waren (Killingsworth et al., 2023). Mit anderen Worten, die Höhe des Einkommens ist zwar mit Wohlbefinden assoziiert (etwa 1 % der Varianz der Unterschiede zwischen Personen werden durch die Höhe des Einkommens erklärt) (Killingsworth, 2021); aber es verringert nicht *das unglücklich sein*. Klingt ernüchternd, bestätigt jedoch die Annahmen der Stoiker, dass es nicht so sehr die äußeren Bedingungen sind, die unser Befinden determinieren.

Wohlstand und Erleben von Sinn

Wir haben bisher ausschließlich Befunde zur Bedeutung von Wohlstand für das Wohlbefinden und die Lebenszufriedenheit reflektiert. Wie sieht es nun aus, wenn wir stattdessen die Einschätzung der Sinnhaftigkeit des Lebens als Kriterium benutzen? Die Psychologen Oishi und Diener haben sich im Rahmen der Gallup-Studie, in der über 140 000 Personen aus 132 Ländern befragt wurden, intensiv mit dem Zusammenhang von Glück, Wohlstand und Sinn auseinandergesetzt. Die Ergebnisse zeigen, dass Personen, die in eher reichen, individualistisch geprägten Ländern wie u. a. Skandinavien leben, höhere Glückswerte angaben als die Befragten eher armer Staaten. Das entsprach den Erwartungen. Allerdings verkehrten sich diese Zusammenhänge ins Gegenteil, wenn nach der Sinnhaftigkeit des Lebens gefragt wurde. Hierbei fanden die Autoren, dass die Bewohner und Bewohnerinnen eher reicher Länder niedrigere Werte aufwiesen als Personen, die in Togo und Niger leben, wobei letztere ihr Leben als sinnhafter ansahen, trotz der geringeren Glückswerte und negativerer Lebensbedingungen (Oishi & Diener, 2014). Zudem war die Suizidrate in reichen Ländern höher als in armen Ländern. Die Autoren erklären diese unerwarteten Befunde damit, dass Glück oder Unglück nicht das Ausmaß an erlebtem Sinn im Leben vorhersagt, sondern andere Faktoren, wie unter anderem Glaube an eine höhere Macht und das Gefühl, Teil einer Gemeinschaft zu sein (Smith, 2017). Aber auch der oben angesprochene Befund, dass hohe Erwartungen bezüglich des eigenen Glückes durch materielle Werte Wohlbefinden verringer, könnte hierbei von Bedeutung sein.

In einer weiteren groß angelegten Studie des bereits erwähnten Sozialpsychologen Roy Baumeister zeigte sich, dass Gesundheit, positive Gefühle und Höhe des Einkommens zwar alle mit der unmittelbaren Einschätzung von Wohlbefinden assoziiert waren, sich jedoch nur geringe oder keine Zusammenhänge zwischen diesen Faktoren und der Einschätzung der Sinnhaftigkeit (u. a. mein Leben ist sinnvoll und erfüllend) ergaben (zitiert aus: Bloom, 2021, S. 36). Baumeister und Koautoren ziehen das Fazit, dass Menschen, die ihr Leben primär auf individuelles Glück und Sorgenfreiheit ausrichten, scheinbar wenig Interesse daran haben, es mit Sinn zu füllen (Baumeister et al., 2013, S. 15).

Ich würde nicht so weit gehen wollen. Es besteht jedoch die Gefahr, dass ein Lebensentwurf, der primär Hedonismus mit Konsumismus verbindet, also davon ausgeht, dass äußere Bedingungen, wie Luxusgüter, die größten Glücksbringer sind, fragil ist. Die Stoiker würden zudem ein ausschließlich hedonisches Lebenskonzept als nicht gelungen ansehen und uns dazu aufrufen, die Zustimmung zu den damit assoziierten Wünschen und Affekten zu hinterfragen. Sie argumentieren, dass:

„Da wir uns an so vielerlei binden lassen, so muss es uns wohl zur Last werden, die uns zu Boden zieht.“ (Epiktet, Fragmente, Buch 1.14)

Mit anderen Worten, die Vielfalt an Dingen und Optionen nimmt uns die Freiheit, unsere Zeit mit den Angelegenheiten zu verbringen, die uns tatsächlich weiterbringen, wie beispielsweise die Schulung unseres Charakters, Treffen mit Freunden, Lernen und Bewegung. Wenn das Wollen sich nur auf Äußeres richtet, fehlt es uns an Muße, uns um unser Inneres zu kümmern. Das bedeutet jedoch nicht, dass wir uns um uns selbst drehen sollen, aber wir können lernen zu erkennen, was uns wirklich glücklich macht und warum.

Zudem deuten verschiedene Studienbefunde an, dass eine materialistische Grundeinstellung sich negativ auf unser Wohlbefinden auswirken kann. In einer Studie, die in der renommierten Zeitschrift Science publiziert wurde, zeigte sich beispielsweise, dass Versuchspersonen, die in einem Experiment auf Materialismus geprägt wurden (u. a. mussten sie Worträtsel lösen, die Begriffe wie Geld, hohes Gehalt usw. enthielten), im Vergleich zu den Personen der Kontrollbedingung (Rätsel ohne Bezug zu Geld) in verschiedenen Experimenten bevorzugten, ihre Zeit allein zu verbringen und eine größere Distanz zwischen sich und anderen Personen herzustellen. Bei den Versuchspersonen handelte es sich um Studierende, die sich nicht durch einen besonders hohen Materialismus auszeichneten. Die Autoren schlussfolgern, dass Materialismus zwar mit höherem Selbsteffizienzerleben einhergehen kann, gleichzeitig jedoch mit einer verringerten Motivation, sich für die Gemeinschaft zu engagieren, höherer Einsamkeit und dem Gefühl, von anderen getrennt zu sein zusammenhängt (Vohs et al., 2006). Diese Interpretation wird durch eine Übersichtsarbeit (Metaanalyse) zur Bedeutung einer materialistischen Grundüberzeugung für persönliches Wohlbefinden gestützt. Hierbei kommen die Autoren zu folgendem Schluss: *Eine materialistische Grundeinstellung ist mit weniger positiven Gefühlen, geringerer Empathie und Hilfsbereitschaft assoziiert* (Dittmar et al., 2014). Materialismus wurde hierbei unter anderem mit der Material Values Scale erfasst, die beispielsweise folgende Aussagen enthält: *Ich wäre glücklicher, wenn ich mir mehr kaufen könnte*; *Ich mag viel Luxus in meinem Leben*; *Der Erwerb materieller Güter ist eines der wichtigsten Ziele im Leben*; *Ich bewundere Menschen, die teure Häuser, Autos und Kleider haben* (zitiert aus: Müller et al., 2013).

Zusammenfassend sprechen die bisher dargestellten wissenschaftlichen Befunde und stoischen Argumente übereinstimmend dafür, dass wir nicht zu viel Energie auf den Erwerb von Luxus und Wohlstand legen sollten, wenn wir ein sinnvolles Leben anstreben. Eine materialistische Grundeinstellung bringt meist nicht (langfristig) das erwartete Glück. Weitere Befunde sprechen zudem dafür, dass das Vorhandensein zu vieler Optionen nicht immer hilfreich ist, denn zu viele Optionen erschweren das einfache Leben, und die damit einhergehenden Entscheidungsprozesse sind oft aufwendig und verhindern die geistige Ruhe (Schwartz, 2004). Nichtsdestoweniger gibt uns Wohlstand Möglichkeitsräume und eine gewisse Sicherheit. Zudem kann Wohlstand zwar zwischenmenschliche Konflikte, Scheidung, Krankheit, Tod und andere Schicksalsschläge nicht verhindern, ihre Auswirkungen jedoch abmildern (siehe Infokasten 5). Der Philosoph Michael Hampe hat in einem Interview darauf hingewiesen, dass äußere Werte zwar wichtig sind, sie uns jedoch nicht dazu bringen sollten, innere Werte zu vernachlässigen:

„Nichts gegen Spaß, gute Berufe und glückliche Familien. Man muss auch nicht unbedingt nachdenken. Aber dann darf man sich nicht wundern, wenn einem das eigene Leben irgendwann als ein sinnloses Sammelsurium oder als eine Pokalansammlung erscheint. Wenn man so was nicht will, dann muss man das Streben zumindest unterbrechen. Das Schwierigste ist: Man braucht Mut, um das, was einem falsch erscheint, zu beenden und das Leben nicht einfach vorbeirauschen zu lassen.“ (Quelle: Interview ist erschienen in Werde 01/2020; Text: Theresa Schouwink (2020), https://werde-magazin.de/blog/2021/04/19/michael-hampe/)

Wenn wir zu stark den äußeren Dingen nachjagen, verlernen wir zudem möglicherweise das Genießen. Das ständige Wollen kann zu einer dauerhaften Unzufriedenheit führen, die mit äußeren Mitteln bekämpft wird ohne jemals zufrieden zu sein. Allerdings können wir Geld auch dazu nutzen, positive Erfahrungen zu machen, die uns beleben und weiterbringen.

Es kommt darauf an, wie wir unser Geld ausgeben

Es scheint für den Zusammenhang von Wohlstand und Wohlbefinden bedeutsam zu sein, für welche Dinge wir unser Geld ausgeben. Wir können beispielsweise Geld dazu nutzen, uns stärker für die Gemeinschaft zu engagieren oder es für positive Erfahrungen auszugeben. Elizabeth Dunn und Michael Norton beschreiben in ihrem Buch mit dem Titel „Happy Money“, wie das gelingen kann (Dunn & Michael, 2014). Ihre Forschung fassen sie in folgenden Ratschlägen zusammen:

* Investieren Sie Ihr Geld in Erlebnisse anstatt in Dinge. Planen Sie beispielsweise Urlaube zu Orten, die Sie inspirieren. Besuchen Sie Kurse, pflegen Sie ein Hobby.
* Spenden oder engagieren Sie sich für Menschen, die es hart getroffen hat.
* Investieren Sie ihr Geld lieber in mehrere, kleinere positive Erlebnisse, wie bspw. ein gutes Essen mit Freunden oder Kurzurlaube oder in ein Hobby, als in größere Events (dadurch umgehen Sie die hedonische Anpassung).
* Versuchen Sie, ihr Verlangen nach Neuem zu beherrschen oder zumindest hinauszuschieben.

Insofern geht die aktuelle Forschung über die stoische Auffassung hinaus und zeigt, dass es zwar stimmt, dass Wohlstand uns nicht automatisch glücklicher macht und auch nicht unser Unglück zwangsläufig verringert, wobei es jedoch darauf ankommt, wie wir unsere Mittel verwenden. Zudem sind wir bisher davon ausgegangen, dass die Grundbedürfnisse erfüllt sind. Wie sieht es aus, wenn dies nicht gegeben ist? Dies diskutiere ich im Infokasten 5: Kritik an der stoischen Position.

Infokasten 5: Kritik an der stoischen Position der Indifferenz äußerer Bedingungen

Obwohl der stoischen Annahme nach der Wohlstand nur wenig Einfluss auf Wohlbefinden und Lebenszufriedenheit hat, generell zugestimmt werden kann, existieren Bedingungen wie u. a. ein sehr geringes Einkommen oder Leben unter der Armutsgrenze, die mit mehr emotionalen Problemen assoziiert sind und die negativen Wirkungen von Trennungen, Einsamkeit und körperlichen Schmerzen bzw. Krankheiten verschärfen können (Kahneman & Deaton, 2010; Kahneman et al., 2006). Zudem ist es gerade für Menschen aus schwierigen sozialen Kontexten, beispielsweise Personen ohne Krankenversicherung oder Arbeit oder Alleinerziehende nicht egal, ob sie gesund sind oder krank, und ob das Geld am Ende des Monats reicht oder nicht. Die häufigsten Auslöser von Stress und psychischen Problemen in den USA sind unter anderem das Fehlen einer Krankenversicherung, unsichere Bedingungen im beruflichen Leben und Armut (Hari, 2022). In einem Bericht der Britischen Medizinischen Vereinigung mit dem Titel „Health at a Price" wird zudem betont, dass Armut die körperliche und seelische Gesundheit negativ beeinflussen – und sich die damit assoziierten Probleme wie mehr Stress, Arbeitslosigkeit und unzureichende ärztliche Versorgung in eine Art Teufelskreis kulminieren kann (British Medical Association, 2017). Die oben berichteten eher geringen Zusammenhänge zwischen Einkommen und Wohlbefinden müssen also relativiert werden und beziehen sich auf Personen, bei denen die Grundbedürfnisse abgedeckt sind (bei den zitierten Studien wurden nur Personen eingeschlossen, deren Mindesteinkommen 15.000 US Dollar im Jahr (aktuell wären das etwa 20.000 Euro in Europa) betrug).

Ebenso unberücksichtigt bleiben die komplexen Auswirkungen von chronischem negativem Stress, der sich bei Menschen mit geringem Einkommen häufiger manifestiert (Wang & Geng, 2019). Chronischer Stress kann mit einem andauernden Überforderungsgefühl, höherer Intensität negativer Gefühle, Emotionsregulationsschwierigkeiten (u. a. vermehrtes Grübeln, Suppression, Vermeidung), verringertem Selbstwertgefühl, eingeschränkten kognitiven Ressourcen, körperlichen und neurobiologischen Veränderungen einhergehen (für eine Übersicht siehe Lupien et al., 2009). In einem Übersichtsartikel, der in der renommierten Zeitschrift Nature erschienen ist, konnten die Autoren dokumentieren, dass es bei chronischem Stress zu einer veränderten Informationsverarbeitung kommen kann, wobei die Aktivität in Arealen im Gehirn, die für die kognitive Kontrolle (u. a. der präfrontale Kortex) zuständig sind, heruntergefahren werden, während beispielsweise die Amygdala, die vor allem bei Angst und hoch intensiven Emotionen aktiv ist, eine verstärkte Aktivität zeigt und zudem die Konnektivität zwischen wichtigen Arealen der Emotionskontrolle vermindert ist (Arnsten, 2009). Zusammenfassend belegen diese Ergebnisse, dass Menschen, die sozial benachteiligt sind, nicht nur häufiger chronischen Stress erleben, sondern sich dies sowohl auf den Lebensstil (Wang & Geng, 2019) als auch neurobiologisch (Katsnelson, 2015) nachteilig auswirken kann. Dies stellt die stoische Auffassung infrage, dass unser Wohlbefinden gänzlich unabhängig von äußeren Bedingungen ist und auch die Vernunft (kognitive Kontrolle) nicht von selbst sehr negativen Bedingungen, beeinflusst werden kann. Allerdings haben die Stoiker dies auch teilweise selbst gesehen, für sie war die stoische Maxime der vollkommenen Unabhängigkeit von äußeren Faktoren ein unerreichtes Ideal.

Resümee: Unabhängigkeit von Materiellem

„Ich behaupte nicht, dass solche Freuden (Verf.: gemeint sind Luxus und Vergnügungen) vollkommen wertlos sind. Ich will lediglich darauf hinweisen, dass die Befriedigung, die sie mit sich bringen, nicht von Dauer ist und einen Kreislauf des Verlangens anstößt, der sich ständig wiederholt." (Dalai Lama, zitiert aus Kitzler, 2023, S. 160)

Der Dalai Lama sagt kurz und bündig, was wir uns in den letzten Seiten erarbeitet haben. Es wurde deutlich, dass der Kernannahme der Stoiker, dass Wohlstand uns nicht automatisch glücklich macht, mit einigen Abstrichen zugestimmt werden kann, denn der positive Zusammenhang zwischen Einkommen und Wohlbefinden ist gering und zwischen Einkommen und Eudämonie statistisch nicht bedeutsam. Die Stoiker geben uns zu verstehen, dass die Überzeugung, dass Bedingungen wie Luxus und hoher Wohlstand für unser Wohlbefinden maßgeblich sind und wir ohne sie nicht zufrieden leben können, auch dazu führen kann, dass wir die innere Ruhe und heitere Gelassenheit nicht erlangen. Dies wurde indirekt durch die Befunde zur negativen Auswirkung einer materialistischen Grundeinstellung auf unser Wohlbefinden bestätigt. Allerdings muss die antike stoische Annahme, dass beispielsweise selbst große Armut keinen Einfluss auf das Wohlergehen und innere Ruhe hätte, hinterfragt werden, denn eine Vielzahl von Studienbefunden belegen, dass Armut mit negativen Auswirkungen auf Gesundheit und Lebensqualität zusammenhängt. Armut ist zudem ein gesellschaftliches Problem, dass auf Ungerechtigkeit in der Verteilung von Gütern beruht und mit hohem Leiden, geringeren Berufschancen und Diskriminierung einhergehen kann. Die Idee der Unabhängigkeit des eigenen Lebensglücks von äußeren Bedingungen trifft also nur dann zu, wenn die Grundbedürfnisse – und ich möchte ergänzen: die Grundrechte auf Selbstbestimmung – erfüllt sind, wir also nicht unter existentiell bedrohlichen Bedingungen leben müssen. Wir sollten zudem nicht leugnen, dass Geld uns mehr Möglichkeiten zur Selbstentfaltung bieten kann und es auch darauf ankommt, wie wir unser Geld ausgeben. Es geht also darum, Geld klug zu verwenden und die Bedeutung von Geld für Glück, Wohlbefinden und vor allem Eudämonie nicht überzubewerten. Schließen wir das Kapitel mit einem Zitat von Epiktet ab:

> *„Wer macht also Fortschritte? […] Derjenige macht Fortschritte, welcher gelernt hat, dass ein Mensch, der nach Dingen gelüstet oder sie fürchtet, die außerhalb seiner Macht sind, weder verlässlich noch frei sein kann."* (Epiktet, Diskurse, 1.4.18 aus Deckert & Epiktet, 2021)

Praktische Übungen: Unabhängigkeit vom Materiellen

Die folgenden Übungen können dazu, beitragen sich in einem einfachen Leben zu üben. So lässt sich herausfinden, wie sich dies auf das eigene Befinden auswirkt.

1. *Freiwilliger Verzicht, Disziplin und Training von Selbstkontrolle*: Üben Sie, mit wenigem auszukommen. Folgend einige Anregungen hierzu: Sie könnten beispielsweise für eine Woche lang nur zwei Mahlzeiten zu sich nehmen. So lernen Sie, wie wenig Sie eigentlich wirklich benötigen. Mit Marcus Aurelius Worten: *„Sich enthalten können und Maß bewahren im Genuss – das sind die Züge eines Menschen von starkem, unbezwinglichem Geist."* (Aurel, 1.16)

2. *Hedonischer Anpassung entgegenwirken*: Wie können Sie wieder Dinge schätzen, die Sie besitzen? Indem Sie sich vorstellen, Ihre Güter zu verlieren (negative Visualisierung), gewinnen diese wieder an Wert, und Sie agieren gegen die hedonische Anpassung und das ständige Verlangen weitere Güter besitzen zu müssen. Luxus können Sie eher genießen, wenn dieser nicht dem Zurschaustellen von Status dient, sondern dem genussvollen Erleben.

3. *Morgan Housel beschreibt in seinem Buch Über die Psychologie des Geldes (Housel, 2023)*: Geben Sie ihr Geld klug aus: Planen Sie beispielsweise eine kurze Reise anstatt langer Urlaube. Gehen Sie mit Freunden gemeinsam gut Essen. Geben Sie Ihr Geld eher für Ihr Hobby aus als für Dinge. Spenden Sie einen festen Betrag monatlich für ein Sozialprojekt,

sofern Sie die Mittel dafür haben oder geben Sie es Menschen, die es hart getroffen hat. Sparen Sie eine gewisse Summe.

Literatur

Arnsten, A. F. (2009). Stress signalling pathways that impair prefrontal cortex structure and function. *Nature Reviews Neuroscience, 10*(6), 410–422. https://doi.org/10.1038/nrn2648.

Baumeister, R. F., Vohs, K. D., Aaker, J. L., & Garbinsky, E. N. (2013). Some key differences between a happy life and a meaningful life. *Journal of Positive Psychology, 8*(6), 505–516. https://doi.org/10.1080/17439760.2013.830764.

Bloom, P. (2021). *The sweet spot: Suffering, pleasure and the key to a good life.* Vintage.

British Medical Association. (2017). *Health at a price: Reducing the impact of poverty.* (B. O. Science, Ed.).

Deckert, T., & Epiktet. (2021). *Gespräche, Fragmente, Handbuch: Moderne Gesamtausgabe auf der Grundlage der Übertragung von Rudolf Mücke neu übersetzt, mit Anmerkungen versehen und eingeleitet von Tino Deckert.* tredition.

Diener, E., Lucas, R. E., & Scollon, C. N. (2006). Beyond the hedonic treadmill: Revising the adaptation theory of well-being. *American Psychologist, 61*(4), 305–314. https://doi.org/10.1037/0003-066X.61.4.305.

Dittmar, H., Bond, R., Hurst, M., & Kasser, T. (2014). The relationship between materialism and personal well-being: A meta-analysis. *Journal of Personality and Social Psychology, 107*(5), 879–924. https://doi.org/10.1037/a0037409.

Donnelly, G. E., Zheng, T., Haisley, E., & Norton, M. I. (2018). The Amount and Source of Millionaires' Wealth (Moderately) Predict Their Happiness. *Personality and Social Psychology Bulletin, 44*(5), 684–699. https://doi.org/10.1177/0146167217744766.

Dunn, E. W., & Michael, N. (2014). *Happy money.* Börsenmedien AG.

Forschner, M. (2018). *Die Philosophie der Stoa.* THEISS.

Gigerenzer, G. (2013). *Risiko: Wie man die richtigen Entscheidungen trifft.* Bertelsmann.

Hari, J. (2022). *Stolen focus: Why you can't pay attention.* Bloomsbury Publishing.

Housel, M. (2023). *Über die Psychologie des Geldes.* Finanzbuch Verlag

Kahneman, D., & Deaton, A. (2010). High income improves evaluation of life but not emotional well-being. *PNAS, 107*, 16489–16493. https://doi.org/10.1073/pnas.1011492107.

Kahneman, D., Krueger, A. B., Schkade, D., Schwarz, N., & Stone, A. A. (2006). Would you be happier if you were richer? A focusing illusion [Research Support, N.I.H., Extramural Research Support, Non-U.S. Gov't]. *Science, 312*(5782), 1908–1910. https://doi.org/10.1126/science.1129688.

Katsnelson, A. (2015). News Feature: The neuroscience of poverty. *Proceedings of the National Academy of Sciences U S A, 112*(51), 15530–15532. https://doi.org/10.1073/pnas.1522683112.

Killingsworth, M. A. (2021). Experienced well-being rises with income, even above $75,000 per year. *Proceedings of the National Academy of Sciences U S A, 118*(4). https://doi.org/10.1073/pnas.2016976118.

Killingsworth, M. A., Kahneman, D., & Mellers, B. (2023). Income and emotional well-being: A conflict resolved. *Proceedings of the National Academy of Sciences U S A, 120*(10), e2208661120. https://doi.org/10.1073/pnas.2208661120.

Kitzler, A. (2023). *Die Weisheit der Liebe.* Droemer Verlag.

Long, A. A., & Hölsken, N. (2019). *Epiktet: Über die Kunst der inneren Freiheit: Alte Weisheiten für ein Leben nach der Stoa.* FinanzBuch Verlag.

Lucas, R., Clark, A. E., Georgellis, Y., & Diener, E. (2003). Reexamining adaptation and the set point model of happiness: Reactions to changes in marital status. *Journal of Personality and Social Psychology, 84*, 527–539. https://doi.org/10.1037/0022-3514.84.3.527.

Lupien, S. J., McEwen, B. S., Gunnar, M. R., & Heim, C. (2009). Effects of stress throughout the lifespan on the brain, behaviour and cognition. *Nature Reviews Neuroscience, 10*(6), 434–445. https://doi.org/10.1038/nrn2639.

Mauss, I. B., Tamir, M., Anderson, C. L., & Savino, N. S. (2011). Can seeking happiness make people unhappy? [corrected] Paradoxical effects of valuing happiness. *Emotion, 11*(4), 807–815. https://doi.org/10.1037/a0022010.

Mechanic, M. (2023). Stop asking whether money buys happiness. *Atlantic.*

Montaigne, M. (2013). *Montaigne über sich selbst* (Vol. vierte Auflage). Kröner.

Müller, A., DSmits, D. J., Claes, L., Gefeller, O., Hinz, A., & de Zwaan, M. (2013). The German version of the material values scale. *MS Psycho-Social-Medicine, 10*, 1–9. https://doi.org/10.3205/psm000095.

Oishi, S., & Diener, E. (2014). Residents of poor nations have a greater sense of meaning in life than residents of wealthy nations. *Psychological Science, 25*(2), 422–430. https://doi.org/10.1177/0956797613507286.

Rufus, M. (2022). *Die Kunst, trotz Mühsal gut zu leben.* FinanzBuch Verlag.

Schouwink, T. (2020). Interview zur Selbstverwirklichung mit Michael Hampe. *Werde, 01.* https://werde-magazin.de/blog/2021/04/19/michael-hampe/.

Schwartz, B. (2004). *The paradox of choice.* Harper.

Smith, E. (2017). *The power of meaning: Crafting life that matters.* Crown Publishing.

Steffen, A., Thom, J., Jacobi, F., Holstiege, J., & Batzing, J. (2020). Trends in prevalence of depression in Germany between 2009 and 2017 based on nationwide ambulatory claims data. *Journal of Affective Disorders, 271*, 239–247. https://doi.org/10.1016/j.jad.2020.03.082.

Tierney, J., & Baumeister, R. F. (2019). *The power of bad*. Penguin.

Twenge, J. M., Gentile, B., DeWall, C. N., Ma, D., Lacefield, K., & Schurtz, D. R. (2010). Birth cohort increases in psychopathology among young Americans, 1938–2007: A cross-temporal meta-analysis of the MMPI. *Clinical Psychology Review, 30*(2), 145–154. https://doi.org/10.1016/j.cpr.2009.10.005.

Twenge, J. M., Cooper, A. B., Joiner, T. E., Duffy, M. E., & Binau, S. G. (2019a). Age, period, and cohort trends in mood disorder indicators and suicide-related outcomes in a nationally representative dataset, 2005–2017. *Journal of Abnormal Psychology, 128*(3), 185–199. https://doi.org/10.1037/abn0000410.

Twenge, J. M., Hisler, G. C., & Krizan, Z. (2019b). Associations between screen time and sleep duration are primarily driven by portable electronic devices: Evidence from a population-based study of U.S. children ages 0–17. *Sleep Medicine, 56*, 211–218. https://doi.org/10.1016/j.sleep.2018.11.009.

Twenge, J. M., Spitzberg, B. H., & Campbell, W. K. (2019c). Less in-person social interaction with peers among U.S. adolescents in the 21st century and links to loneliness. *Journal of Social and Personal Relationships, 36*(6), 1892–1913. https://doi.org/10.1177/0265407519836170.

Vohs, K. D., Mead, N. L., & Goode, M. R. (2006). The psychological consequences of money. *Science, 314*, 1154–1156. https://doi.org/10.1126/science.1132491.

Wang, J., & Geng, L. (2019). Effects of socioeconomic status on physical and psychological health: Lifestyle as a mediator. *International Journal of Environmental Research and Public Health, 16*(2). https://doi.org/10.3390/ijerph16020281.

Prinzip 3: Gelassener Umgang mit eigenen Emotionen

Wie angenehm ist es, die Leidenschaften müde gemacht und hinter sich gelassen zu haben! (Seneca, Briefe, 1.12.5)

Zusammenfassung Das Kapitel *Gelassener Umgang mit eigenen Emotionen* ist zentral für das Verständnis der stoischen Lehre zur Entstehung und dem Umgang mit Emotionen (Affektlehre). Ich beschreibe hierin die stoischen Annahmen zum Umgang mit Emotionen und gleiche sie mit der modernen Forschung zur Emotionsregulation ab. Anschließend diskutiere ich den Umgang mit Widrigkeiten und Emotionen wie Angst, Trauer, Schuld und Wut.

Emotionen beeinflussen unser Wohlbefinden maßgeblich, ohne sie könnten wir schwerlich überleben. Paul Ekman, einer der bekanntesten Emotionsforscher, schreibt zur Bedeutung der Emotionen in seinem Essay *How emotions might work* (Ekman, 2018, Übersetzung durch Autor):

„Emotionen entwickelten sich, um uns schnell darauf vorzubereiten mit den wichtigsten, bedeutsamen Ereignissen fertig zu werden …, sie mobilisieren uns beispielsweise, um zu bewältigen, was im Leben wirklich zählt, aber manchmal bringen Emotionen uns auch in Schwierigkeiten."[1]

---

[1] Original: *Emotions evolved to prepare us to deal quickly with the most vital events in our lives. Much of the time emotions serve us well, mobilizing us to deal with what is most important in life, but sometimes our emotions get us into trouble.*

S. Barnow, *Was macht ein gelungenes Leben aus?*, https://doi.org/10.1007/978-3-662-67315-7_5

Emotionen sind also bedeutsam und wichtig für unser Überleben, andererseits können sie uns auch in die Irre führen, und dies kann unter Umständen zu Gewalt, Verzweiflung, Leiden, Depression, Angst, Obsessionen bis hin zum Suizid führen. Viele Menschen kennen Situationen, in denen sie das Gefühl hatten, ihren Emotionen ausgesetzt zu sein. Eine schwere Erkrankung oder der Verlust eines geliebten Menschen können beispielsweise dazu führen, dass wir keinen Ausweg sehen und Lebensüberdruss empfinden. Die Angst davor, sich anzustecken und die eigene Gesundheit zu verlieren, hat die meisten von uns während der Corona-Pandemie beschäftigt und bei vielen Menschen für Leid gesorgt. Aber auch Gefühle wie Neid, weil unsere Nachbarn schon wieder an einem schönen Ort Urlaub machen, während wir uns das nicht leisten können oder zu viel Arbeit haben, kann uns den bisher guten Tag verderben. Die Stoiker haben deshalb darauf abgezielt, den Einfluss von negativen Emotionen wie Wut, Trauer, Neid, Verzweiflung und Angst auf unser Denken und Handeln zu limitieren. Ihre Annahme, dass problematische Emotionen und die Leidenschaften unser Denken und Handeln maßgeblich beeinflussen können, steht in Übereinstimmung mit den Erkenntnissen der modernen Emotionsforschung. In einem Übersichtskapitel beschreiben die Psychologinnen McRae und Zarolia vier Mechanismen, wie Emotion unser Denken und Verhalten beeinflussen (McRae & Zarolia, 2020):

* Gefühle können unsere Aufmerksamkeit auf emotionale Reize ein-engen, die Aufmerksamkeit bleibt dann beispielsweise auf bedrohlichen Informationen stärker haften, und es findet keine Hemmung negativer Informationen oder ein Umschalten auf entlastende Informationen statt. Bei Flugangst wird beispielsweise der Fokus auf die Gefahr eines Absturzes gelenkt, entlastende Informationen, wie die Tatsache, dass Fliegen das sicherste Verkehrsmittel ist, bekommen zu wenig Aufmerk-samkeit. Die Stoiker haben deshalb die Bedeutung des Hinterfragens jeder Emotion mittels Vernunft herausgestellt.
* Emotionale Reize können bewirken, dass wir uns nicht auf etwas anderes konzentrieren können, selbst wenn die auslösenden Reize nicht mehr präsent sind. So bleiben wir beispielsweise nach einem Streit in wütender oder trauriger Stimmung, was verhindert, dass wir uns auf andere wichtige Dinge konzentrieren können. Schmerzhafte Ereignisse wie der Tod von geliebten Menschen können uns monatelang, ja sogar über viele Jahre daran hindern, unsere Aufmerksamkeit auf positive Aspekte

des Lebens zu lenken. Die Stoiker haben deshalb empfohlen, uns nicht von den Emotionen beherrschen zu lassen, sondern sie mit Abstand zu betrachten und hierbei die Vernunft zu gebrauchen.

* Die Gedächtnisforschung zeigt, dass wir emotionale Ereignisse besser als neutrale Erlebnisse erinnern, und zudem bevorzugt Informationen abrufen, die zu unserer momentanen Stimmung passen. Sind wir beispielsweise traurig, erinnern wir primär negative Erfahrungen oder, wir sehen dann nicht, dass wir uns gerade *in einer schönen Landschaft befinden,* um es mit Senecas Worten zu sagen (Trillitzsch, 2022). Die Emotionen und Stimmungen beherrschen dann unser Bewusstsein. Wenn es uns hingegen gelingt, unsere Gefühle zu beherrschen, sind wir auch freier darin, was wir erinnern.

* Emotionen können unser Entscheidungsverhalten beeinflussen. Wenn wir ängstlich sind, gehen wir weniger Risiken ein, selbst wenn wir sicher sein können, dass das Risiko gering ist und eine Entscheidung oder Verhalten sich wahrscheinlich positiv auf unsere Zukunft auswirken wird. Wissenschaftler haben das als *Verlust- oder Risikoaversion* bezeichnet. Betrachten wir hingegen bestimmte Risiken aus einer distanzierten Perspektive, fällt es uns leichter diese einzugehen. Beispielsweise bringen wir den Mut auf, eine ungeliebte Arbeitsstelle zu kündigen, was zwar ein Risiko darstellt, jedoch auch Chancen für mehr Arbeitszufriedenheit und Erfolg bedeuten kann. Aber auch positive Emotionen beeinflussen unser Entscheidungsverhalten. In der Politik wird dies während der Wahlen ausgenutzt, wenn Wahlveranstaltungen durch bunte Luftballons und Konfetti, Häppchen usw. uns in positive Stimmung versetzen sollen. Oder denken Sie an die Werbung, die versucht, ein belangloses Produkt begehrenswert zu machen, sodass wir danach verlangen. Dies unterstreicht, wie wichtig es ist, dass wir uns unserer Gefühle bewusst bleiben, bevor wir beispielsweise wichtige Entscheidungen treffen.

Zusammenfassend zeigen aktuelle Befunde, dass Emotionen unsere Aufmerksamkeit, Konzentration, Gedanken, Kreativität und Entscheidungsverhalten beeinflussen können (McRae & Zarolia, 2020). Die Stoiker haben das verstanden und uns deshalb davor gewarnt, den Emotionen und Leidenschaften nachzugeben, ohne sie mittels Vernunft zu überprüfen. Die stoischen Annahmen zur Bedeutung und Regulation von Emotionen für unser Verhalten sind in ihrer Affekttheorie ausgeführt, auf die ich folgend eingehen möchte.

Die Emotionstheorie der Stoiker

Der Philosophin Nancy Sherman zufolge bestehen für die Stoiker drei Ebenen des emotionalen Erlebens: gewöhnliche Emotionen (wie Angst, Schmerz oder Freude), gute Emotionen (die auf Tugend und die Vermeidung von Lastern abzielen), sowie autonome körperliche Reaktionen (wie Erröten, Blasswerden vor Schreck, plötzliche Tränen oder Zittern) (Sherman, 2022). In der Emotionstheorie der Stoiker werden auf der Ebene 1 zunächst *Unlust, Lust, Begierde (Verlangen)* und *Furcht* unterschieden:

Lust und Unlust sind auf die Gegenwart ausgerichtet. Das bedeutet, dass wir diese Emotionen bei einem bestimmten Verhalten oder Ereignis unmittelbar verspüren. Allerdings können Lust und Unlust uns in die Irre führen, sofern wir ihnen blind folgen. Der rauschhafte Kauf eines Luxusgegenstands kann kurzfristig mit Lustgefühlen einhergehen, später bereuen wir ihn vielleicht oder finden ihn langweilig (siehe Prinzip 2 zur hedonischen Anpassung). Die Lust, die einige bei Glücksspielen verspüren mögen, kann zu einem bösen Erwachen führen, was Dostojewski in seinem Buch *Der Spieler* brillant beschrieben hat. Jegliche Form der Abhängigkeit basiert auf dem unmittelbaren Gefühl der Lust, mit oft fatalen Langzeitfolgen. Die Stoiker raten uns deshalb, Zustimmungen zu Sinneseindrücken, die Lust zu versprechen scheinen, nicht unmittelbar zuzustimmen, denn dasjenige, was im Moment Lust erzeugt, kann später Leid nach sich ziehen.

Begierde und Furcht beziehen sich auf die Zukunft. Begierden gehen mit dem Verlangen nach etwas einher, von dem wir annehmen, dass es uns in der Zukunft Lust bereitet (also unser Belohnungssystem aktiviert). Die Stoiker warnen uns jedoch vor der Begierde, denn sofern wir die Dinge, die wir begehren nicht erhalten, sind wir frustriert, zudem überschätzen wir die positiven Auswirkungen des begehrten Objekts, und es kann vorkommen, dass das Begehren uns so stark beherrscht, dass wir an nichts anderes mehr denken können (wie das beim Verliebtsein oft der Fall ist). Wenn wir uns hingegen vor etwas fürchten, vermeiden wir alles, was die Furcht erzeugen oder verstärken könnte. Prüfungsangst kann deshalb sogar so weit gehen, dass Prüfungen nicht absolviert werden und die Betroffenen Situationen, in denen sie bewertet werden, aus dem Weg gehen. Dies kann langfristig zu erheblichen Problemen führen und verhindern, dass wir unser Potenzial ausschöpfen.

Lust, Unlust, Begierde und Furcht sind somit Zustände, die unsere innere Freiheit einschränken können, sofern wir zulassen, dass sie uns beherrschen. Die Stoiker haben auch spezifische Emotionen wie Angst, Ärger, Trauer und Neid beschrieben, und vor allem Seneca hat sich intensiv mit der Beherrschung von Wut und Trauer auseinandergesetzt (Seneca, 2011; Seneca, 1976; Seneca, 2014), wobei er jegliche Form von Wut als zerstörerisch ansah. Hierbei gibt es Parallelen zum Buddhismus, auch hier werden negative Emotionen als problematisch für das Erreichen innerer Ruhe und Ausgeglichenheit gesehen:

„Wir werden begreifen, dass es unmöglich ist, wirkliches und sicheres Glück zu erlangen, ehe wir nicht aus der Knechtschaft der störenden Emotionen befreit sind. In dieser Weise schulen wir unseren Geist. Wenn wir unseren Geist so schulen, werden wir die störenden Emotionen als unseren wirklichen Feind erkennen können.“ (Dalai Lama, 2018, S. 35)

Wie wir noch sehen werden, geht es jedoch nicht darum, Emotionen zu unterdrücken, denn die Unterdrückung von Emotionen würde uns keinesfalls zur inneren Ruhe und Gelassenheit führen, sondern im Gegenteil Unruhe und langfristig unangenehme Gefühle verstärken. Die Stoiker raten uns deshalb, jede Zustimmung zum emotionalen Impuls mittels Vernunft zu prüfen.

Positive Emotionen (eupatheia)

Unsere Konditionierungen, die wir durch Erziehung und die Gesellschaft erfahren haben, wie unter anderem Zustimmungen zu bestimmten Genüssen, Verlangen nach Zerstreuung (siehe Prinzip 1, Kap. 3), Reichtum (siehe Prinzip 2, Kap. 4) und Streben nach Anerkennung (siehe Prinzip 5, Kap. 7) sowie damit einhergehende positive Emotionen führen dazu, dass wir Emotionen keineswegs nur als Übel ansehen. Im Gegenteil, wir streben positive Emotionen wie Freude, Lust, Stolz und Euphorie an und betrachten sie als wesentlich für unser Glück. Und wir sollten dies auch nicht grundsätzlich infrage stellen. Lust, Genuss und damit einhergehende positive Emotionen sind evolutionsbiologisch bedeutsam und gehen meist mit einer Aktivierung des Belohnungssystems einher. Das Belohnungssystem dient dazu,, Verhaltensweisen zu fördern, die das unmittelbare Überleben und Zusammenleben ermöglichen (wie u. a. Sexualität, Nahrungsaufnahme) (Knutson et al., 2001). Emotionen wie beispielsweise Freude, Liebe und Mitgefühl sind zudem wichtig für unser unmittelbares Wohlbefinden und menschliches Miteinander. Die Stoiker haben deshalb positive Emotionen als *eupathien, also gute, hilfreiche Emotionen beschrieben* (Hossenfelder, 2013). Die Zustimmung zu diesen Emotionen kann stoisch gesehen erwünscht sein, sofern wir diese als gleichgültig für unser Lebensglück ansehen. Damit ist gemeint, dass positive Emotionen nicht entscheidend für die Seelenruhe sind, denn diese lässt sich nur mittels Vernunft und Tugend erzielen. Zudem sollten wir uns nicht abhängig von der Lust und positiven Emotionen machen, denn das würde bewirken, dass wir ein hedonistisch motiviertes Leben führen. Stattdessen können wir uns darum bemühen, die dauerhafte Freude, die sich – stoisch betrachtet – nur aus dem richtigen Denken und Handeln ergeben kann (wenn wir also unserer Natur gemäß leben) anzustreben. Dauerhafte Freude empfinden wir, wenn der Geist still wird und nicht von Zwängen und Bedürfnissen regiert wird. Damit haben die Stoiker wissenschaftliche Befunde vorweggenommen, die zeigen, dass es vor allem Gefühle der Freude, Liebe und des Mitgefühls sind – und weniger reine Lustgefühle – die sich auch langfristig positiv auf verschiedene Lebensbereiche wie u. a. seelische und körperliche Gesundheit auswirken können (Emmons & McCullough, 2003; Lyubomirsky et al., 2005; Sheldon & Lyubomirsky, 2006). Wahre hilfreiche, gute Emotionen sind den Stoikern zufolge auf tugendhaftes Verhalten ausgerichtet. Sie haben eine moralische Komponente und können ohne Exzess oder Kontrollverlust erlebt werden (wie beispielsweise Mitgefühl und Empathie) (Sherman, 2022).

Stoische Theorie als Vorläufer kognitiver Emotionstheorien

„Darum ist die von Leidenschaften freie Vernunft eine Burg. Denn der Mensch besitzt nichts, was noch stärker ist. Wenn der Mensch dort seine Zuflucht sucht, dürfte er in Zukunft unbesiegbar sein." (Aurel, 8.48)

Die bekannte Autorin und Philosophin Martha Nussbaum beschreibt in ihrem Buch *Die Therapie der Begierden* (engl. *The Therapy of Desire*) die stoische Affekttheorie sinngemäß folgendermaßen: *Emotionen wie u. a. Angst, Wut und Trauer sind nicht rein biologische Triebe, die uns zu Handlungen verleiten, sondern unterliegen Überzeugungen und lassen sich dementsprechend durch die Änderung dieser Überzeugungen beeinflussen* (Nussbaum, 1994, S. 38). Die Stoiker sahen Emotionen also nicht als biologisch determinierte Zustände an, sondern als von Wertsystemen und daraus resultierenden Bewertungen abhängige Prozesse.

Das steht in Übereinstimmung mit aktuellen kognitiven Emotionstheorien, in denen postuliert wird, dass Emotionen maßgeblich auf Bewertungen basieren. Diese Bewertungen lösen nicht nur Emotionen aus, sondern beeinflussen zudem deren Verlauf und Intensität (Lazarus,

1966). Geistige und körperliche Zustände werden hierbei als Bestandteil emotionaler Prozesse angesehen, die vor allem die Bedeutung der Emotion für das jeweilige Individuum festlegen (u. a. Damasio & Carvalho, 2013; Scherer, 1988). Ein Beispiel: Trauer kann mit körperlichen Empfindungen wie Erstarrung und Schmerz einhergehen, während Angst u. a. mit der Antizipation zukünftiger Gefahr verbunden ist und den Körper aktiviert (u. a. Herzrasen, Zittern). Je stärker die Intensität der emotionalen Reaktion, desto höher die Bedeutung für das Individuum. Panik ist in diesem Zusammenhang ein gutes Beispiel. Die subjektiv erlebte Angst ist sehr hoch, der Fluchtreflex stark, die körperliche Reaktion heftig und die Gedanken auf den furchtauslösenden Reiz eingeschränkt. Eine Panik aus-lösende bewusste (oder auch nicht bewusste) Bewertung wäre: *Mein Leben ist in höchster Gefahr.*

Ein weiteres Beispiel: Wenn wir nach dem Verlust einer geliebten Person trauern und uns depressiv, hilflos, verletzt, mutlos und verzweifelt fühlen, hat das mit der Bewertung zu tun, die wir diesem Ereignis beimessen. Wir bewerten den Verlust möglicherweise als unaushaltbar oder wir denken, dass wir nie wieder glücklich sein werden. Je mehr wir der Trauer zustimmen, desto intensiver wird sie sein. Die Stoiker sahen hingegen selbst im Tod nichts Beängstigendes:

„Tod: etwas wie Geburt, ein Naturgeheimnis, Elemente, die sich auflösen und neu zusammensetzen. Kein bisschen unangenehm. Keine Beleidigung für die Vernunft oder für unsere Natur." (Aurel, 4.5)

Der Tod mag keine Beleidigung für die Vernunft sein, macht uns aber trotzdem sehr zu schaffen. Das liegt aus stoischer Perspektive daran, dass wir ihn ablehnen und dass wir nicht akzeptieren wollen, dass wo neues Leben entsteht, auch altes zugrunde gehen muss. Zumal würden wir uns zu wenig auf den Tod vorbereiten, und dadurch nicht erkennen, dass ihm nichts Schreckliches anhaftet (und doch werden das die meisten von uns, inklusive Autor, anders sehen). Mit anderen Worten, erst die jeweiligen Bewertungen entscheiden darüber, ob sich eine Emotion entfaltet oder nicht. Aktuelle Bewertungstheorien gehen jedoch darüber hinaus. So wird beispielsweise im Komponenten-Prozess-Modell von Scherer (Scherer, 2009) davon ausgegangen, dass während der Emotionsgenerierung immer komplexere Bewertungen stattfinden. Hierbei wird u. a. nicht nur die Relevanz des Reizes, sondern auch die Intensität der ersten emotionalen Reaktion, der Kontext, die jeweiligen Implikationen für das Verhalten und Bewertungen der eigenen Fähigkeiten zur Regulation der Emotion mit in den Bewertungsprozess einbezogen. Mit zunehmender Dauer gestalten sich

Bewertungsprozesse immer komplexer und laufen weniger automatisiert ab (Adolphs & Anderson, 2018, S. 289). Wir bewerten also nicht nur die Schwere des auslösenden Ereignisses, sondern auch die:

* Initiale Intensität der Emotion und körperlichen Reaktion (wenn der Körper stärker reagiert, stört uns das mehr)
* Die antizipierten Konsequenzen (je dramatischer die antizipierten Konsequenzen, desto stärker die Emotion, was die große Angst vor dem Tod verständlich macht)
* Unsere Fähigkeiten zum Umgang mit den Konsequenzen und Schmerz (Welche Fähigkeiten besitze ich, um mit dem Ereignis und damit assoziierten Konsequenzen umzugehen?)
* Unsere Einstellung zu Emotionen als beherrschbar oder nicht beeinflussbar (Emotionsregulation)

Wird der Verlust einer geliebten Person beispielsweise als existentiell bedeutsam für das weitere eigene Leben bewertet und gleichzeitig die Fähigkeiten zur Bewältigung der Ängste, Trauer, Verzweiflung als gering eingeschätzt, werden sich negative Gefühle verstärken, bis hin zu Depression. Schätzen wir das Ereignis hingegen als traurig und schmerzhaft ein, denken jedoch, dass wir unseren Schmerz bewältigen können und unser Leben irgendwie weitergeht, vielleicht sogar etwas Neues entstehen kann, nehmen wir der Trauer den Stachel, und wir werden eine mildere Trauer erleben (etwas was uns beispielsweise Seneca empfiehlt). Wir sollten Emotionen wie Angst, Trauer und Neid also nicht per se als etwas bewerten, das uns ausschließlich schädigt und dem wir nicht gewachsen sind, sondern als einen vorübergehenden Zustand, der bewältigbar ist. Lassen wir uns hingegen zu stark von diesen Emotionen beherrschen, ist nicht auszuschließen, dass wir von ihnen überwältigt werden und wir unsere (innere) Freiheit verlieren. Sind falsche Überzeugungen (beispielsweise, dass äußere Bedingungen unser Glück bestimmen oder wir einen Verlust nicht ertragen können) mächtig, führt dies dazu, dass die daraus resultierenden Emotionen nicht mehr durch die Vernunft zu hemmen sind (Hossenfelder, 2013, S. 48). Deshalb ist es wichtig, bereits dem ersten emotionalen Impuls zu hinterfragen und sich auf sich selbst zu besinnen:

„Die Menschen suchen sich Orte, an die sie sich zurückziehen können, auf dem Lande, an der See und im Gebirge. Und auch du hast es dir zur Gewohnheit gemacht, dich danach mit ganzem Herzen zu sehnen. Doch das ist wirklich in jeder Hinsicht albern, da es dir doch möglich ist, dich in dich selbst zurückzu-

ziehen, wann immer du es willst. Denn es gibt keinen ruhigeren und sorgenfreieren Ort, an den sich ein Mensch zurückziehen kann, als die eigene Seele. "(Aurel, 4.3)

Die eigene Seele könnte man mit der inneren Burg vergleichen, die Marcus Aurelius in seinen Selbstbetrachtungen häufig anspricht. Ein Ort, der nur uns selbst zugänglich ist. Dies bedeutet jedoch nicht, dass dieser innere Ort frei von Gefühlen ist, sondern dass er uns vor Emotionen schützt, die uns zu überwältigen drohen. Dies kann uns nur bedingt ein äußerer Ort ermöglichen, und auch nur, sofern er unser Inneres berührt.

Sollten selbst wenig intensive Emotionen beherrscht werden?
Aber reicht es nicht aus, sehr intensive Emotionen abzumildern? Müssen wir wirklich jedes Gefühl beherrschen? Seneca war der Auffassung, dass selbst der kleinste Affekt (wobei Affekt hier im Sinne der Emotion verstanden wurde) zum Problem werden kann, denn:

> „Ferner spielt es keine Rolle, wie groß ein Affekt ist; wie geringfügig auch immer er ist, er versteht nicht zu gehorchen, er nimmt keinen Rat an. Wie kein Tier der Vernunft gehorcht, kein wildes, kein domestiziertes und sanftes – denn ihre natürliche Anlage ist taub für Ratschläge –, so fügen sich die Affekte nicht." (Seneca, Briefe, 11.85.6)

Allerdings sollten wir hier etwas moderater denken. In dem Buch *More Than Happiness,* in dem es um die stoische Philosophie und Buddhismus geht, schreibt der Autor sinngemäß, dass es nicht weise wäre, unangenehme Emotionen generell zu verdammen, weil dies unser Leben verarmen ließe. Ein sinnhaftes, erfülltes Leben beinhaltet auch das Zugeständnis, dass wir Gefühle haben und dies uns auch vulnerabel und lebendig macht (Macaro, 2018). Es ist zwar intellektuell verlockend, sich vorzustellen, unbezwingbar zu sein, und dass wir jeglichen Schicksalsschlag gelassen hinnehmen können; andererseits würde das bedeuten, dass wir beispielsweise wichtige Beziehungen nicht als Gut ansehen, deren Verlust uns Schmerz zufügen kann. Das ist jedoch nicht gewollt. Gefühle wie Liebe, Mitgefühl, Trauer und Freude gehören zu unserem Leben und machen es erst lebenswert. Ich habe jedoch bereits dargelegt, dass auch die Stoiker nicht die Apathie anstrebten, sondern die Beherrschung problematischer Emotionen mittels Vernunft.

Vernunft als Wagenlenker: Emotionsregulation
Plato hat in seiner berühmten Metapher vom Wagenlenker gesprochen, der zwei Pferde lenkt. Eines symbolisiert unsere unmittelbaren emotionale Impulse, und das andere entspricht dem Willen. Der Wagenlenker ist die

Vernunft, die beide Pferde so steuern muss, dass sie die optimale Fort-
bewegung ermöglichen. Es gilt also, die emotionalen Impulse (Emotionen,
Leidenschaften) zu zügeln und dem Willen (hier im Sinne der Disziplin) gut
zuzusprechen. Je geschickter wir unsere Gefühle und den Willen mittels Vernunft lenken, desto harmonischer wird die Fahrt sein. Dieser Prozess wird
in der Psychologie als Emotionsregulation bezeichnet, und es existieren
eine Vielzahl von Studien, die sich damit beschäftigt haben, unter welchen
Bedingungen sich welche Strategien zur Emotionsregulation positiv auf
unser Empfinden auswirken (Barnow, 2012; Barnow et al., 2020; Barnow,
2020; Gross, 1998a, 2015; Pruessner et al., 2020; Webb et al., 2012). Die
aktuelle Forschung zur Bedeutung der Emotionsregulation für Wohlbefinden unterstreicht die Notwendigkeit, Emotionen flexibel zu regulieren
und Strategien dem jeweiligen Kontext anzupassen (Gross, 2015). Es ist
beispielsweise ein Unterschied, ob wir allein oder mit anderen Personen
zusammen sind und in welchem Verhältnis wir mit letzteren stehen. Einem
guten Freund können wir auch mal unseren Ärger offen gestehen, beim
Vorgesetzten müssen wir diesen vielleicht erst einmal unterdrücken. Angst
können wir in gefährlichen Situationen zeigen, wenn wir jedoch in Sorge
um das Wohl unseres kranken Kindes sind, sollten wir unsere Angst nicht
unmittelbar ausdrücken, sondern ihm Mut zusprechen oder es trösten.
Flexible Emotionsregulation ermöglicht uns Emotionen wie beispielsweise
Angst, Trauer, Wut oder Freude zuzulassen, sie abzumildern oder ihnen
unsere Zustimmung zu verweigern, gegebenenfalls auch sie zu verstärken
(Gross, 1998).

Ein modernes Modell der Emotionsregulation
Der Psychologe und Emotionsforscher an der Stanford Universität James
Gross und seine Mitarbeiterinnen haben ein Prozessmodell der Emotionsregulation entwickelt, in dem sie beschreiben, welche Strategien in welcher
zeitlichen Reihenfolge angewendet werden, um Emotionen zu regulieren
(Gross, 1998, 2014, 2015). Sie unterscheiden hierbei Strategien, die wir
anwenden, bevor sich eine Emotion vollständig entfaltet (antizipatorische
Strategien) von solchen, die wir nutzen, wenn die Emotion bereits präsent
ist (reaktive Strategien). Antizipatorische Strategien sind beispielsweise:

* *Die Aufmerksamkeitslenkung.* Hierbei können wir unsere Aufmerksamkeit auf positive oder neutrale Aspekte einer Information richten. Dies
  ermöglicht es uns ruhig zu bleiben, wir entscheiden, wie wir den Licht-
  strahl der Aufmerksamkeit setzen. Zumal haben wir die Möglichkeit,
  die emotionale Reaktion erst gar nicht aufkommen zu lassen, wenn wir
  unsere Aufmerksamkeit auf andere Aspekte lenken.

* Die Strategie der *Neubewertung* erlaubt es uns, die Position einer neutralen Beobachterin einzunehmen oder einen Perspektivwechsel vorzunehmen. Auf diese Art und Weise können wir beispielsweise unseren Ärger abmildern, nachdem uns jemand die Vorfahrt genommen hat, indem wir der Person nicht automatisch einen bösen Willen unterstellen, sondern auch andere Gründe einbeziehen (Notfall, Unachtsamkeit, stressiger Job, usw.). Stoisch gesehen können wir uns fragen, *was an der Situation (im Moment) nicht auszuhalten ist.* Das kann bereits dazu beitragen, die Situation weniger emotional zu sehen. Die Texte der Stoiker, vor allem die Tagebucheintragungen von Marcus Aurelius, enthalten viele hilfreiche Neubewertungen. Es lohnt sich, den Text auch aus dieser Perspektive heraus zu lesen. Zwei Beispiele zur Illustration: „*Wenn du dich vom Fehler eines anderen Menschen gekränkt fühlst, frage dich, ob du ähnliche Fehler hast …*" (Aurel, 10.30) und „*Alles ist zunächst nur ein Aufnehmen*" (Aurel, 2.15) (die Bewertungen fügen wir also selbst hinzu).

Wenn sich die Emotion bereits deutlich entfaltet hat, verwenden wir *reaktive Strategien* wie:

* Die *Unterdrückung der Emotion.* Indem wir unangenehme Gefühle wie Angst oder Trauer unterdrücken, sind sie weniger in unserem Bewusstsein präsent. Allerdings bedeutet dies nicht, dass diese Emotionen einfach verschwinden. Unterdrückte Emotionen bewirken oft ein physiologisches Arousal oder manifestieren sich später in anderen Zusammenhängen. Die Stoiker haben deshalb die Unterdrückung von Emotionen nicht befürwortet, denn dies bedeutet keineswegs Beherrschung der Emotion.
* *Unterdrückung des Emotionsausdrucks.* Wir können ein Pokerface bei Angst oder Ärger bewahren, was es uns erlaubt, in der jeweiligen Situation unser wahres emotionales Erleben (erst einmal) zu verbergen. Dies kann langfristig jedoch dazu führen, dass wir positive Emotionen immer seltener erleben, zumal können andere nicht auf die emotionalen Signale reagieren, da wir diese verbergen.

Die meisten Studien an gesunden Stichproben liegen zur Bedeutung der Strategien Neubewertung und Unterdrückung des Emotionsausdrucks für unser Wohlbefinden vor (Aldao et al., 2010; Barnow, 2017). Zusammenfassend zeigen hierbei Personen, die öfter Neubewertungsstrategien verwenden, häufiger positive und seltener negative Emotionen im Alltag und berichten eine höhere Lebenszufriedenheit im Vergleich zu Personen, die Emotionen oft unterdrücken (Barnow, 2012; Gross, 2015; Kraiss et al.,

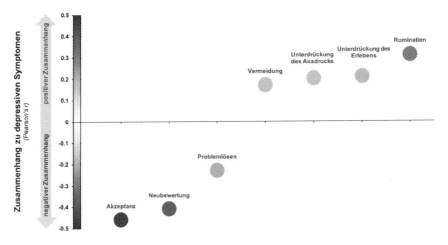

Abb. 5.1 Emotionsregulation und depressive Symptomatik

2020; Webb et al., 2012). Die Abb. 5.1 stellt Befunde einer Studie unserer Arbeitsgruppe dar, in der wir über 1300 Personen, 14 Tage lang, fünfmal täglich mittels Smartphones danach befragt haben, welche Emotionen sie gerade erleben, wie intensiv diese sind und was sie unternommen haben, um ihre Gefühle zu regulieren. Die Abbildung zeigt den Zusammenhang der verwendeten Strategien mit dem Selbstbericht an depressiven Symptomen. Die Verwendung von Akzeptanz, Neubewertung und Problemlösen war hierbei mit geringeren depressiven Symptomen assoziiert, während Grübeln, Vermeidung und Unterdrückung des Erlebens/Emotionsausdrucks positiv mit depressiven Symptomen zusammenhingen, also Depressivität verstärkten. Das deckt sich mit der Annahme der Stoiker, dass hilfreiche Bewertungsprozesse (Neubewertungen) und Akzeptanz negative Emotionen in Schach halten können. Andererseits bedeutet dies nicht, dass wir ausschließlich an unseren Gefühlen arbeiten müssen, denn manchmal ist es erforderlich die Situation zu verändern, sich zu wehren oder sich Hilfe zu suchen.

In der Tab. 1 sind einige Strategien zur Emotionskontrolle beschrieben und ihre (überwiegende) Auswirkung auf unser Wohlbefinden skizziert. Gleichzeitig wird die jeweilige stoische Position in der rechten Spalte dargestellt. Das ermöglicht Ihnen zu erkennen, wie eng die aktuelle Forschung mit der antiken Sichtweise korrespondiert.

Die stoische Annahme, dass die Vernunft es uns erlaubt, zwischen Impuls, Emotion und Handlung eine zeitliche Lücke zu schaffen, die es uns wiederum ermöglicht, der jeweiligen Emotion unsere Zustimmung zu verweigern (sie also zu regulieren), wird von Victor Frankl folgendermaßen dargestellt:

„Zwischen Reiz und Reaktion liegt ein Raum. In diesem Raum liegt unsere Macht zur Wahl unserer Reaktion. In unserer Reaktion liegen unsere Entwicklung und unsere Freiheit." (Frankl, 2020a)

Der Psychiater Victor Frankl wusste, wovon er sprach, denn er hat während des 2. Weltkriegs im Konzentrationslager um sein Überleben gekämpft und darüber ein beeindruckendes Buch geschrieben (*Trotzdem Ja zum Leben sagen;* Frankl, 2020b). Um nicht zu verzweifeln, hat er sich in besonders schwer erträglichen Situationen vorgestellt, wie er später in einem Hörsaal über die Psychologie der Resilienz sprechen – und seine Erfahrungen anderen helfen würden. In der von ihm entwickelten Logotherapie geht es darum, das eigene Leben mit Sinn anzureichern, also die Eudämonie zu stärken. Hierbei kam es ihm auch darauf an, wie wir Lebensereignisse bewerten, was der stoischen Position ähnlich ist.

Auch Marcus Aurelius ermahnt sich in seinen Selbstbetrachtungen häufig, nicht sofort zu reagieren, sondern die Vernunft zu Rate zu ziehen:

„Besitzt du Vernunft? Ja. Warum benutzt du sie also nicht? Wenn sie nämlich ihre eigentliche Aufgabe erfüllt, was willst du dann noch mehr?" (Aurel, 4.13)

Die *Vernunft setzt alles ins rechte Licht* und wir können uns nichts mehr wünschen, als sie gezielt anzuwenden, wenn uns die Gefühle zu beherrschen drohen. Die aktuelle Emotionsforschung hat diese Idee weiterentwickelt und präzisiert, sodass jetzt auch Informationen vorliegen, wie wir, wann, mit welcher Strategie, unsere Emotionen effektiv regulieren können (siehe Tab. 5.1 und Abb. 5.1).

Aber wie wirken Emotion und Vernunft zusammen? Stimmt die Annahme der Stoiker, dass es keinen irrationalen Part in uns gibt, sondern negative Emotionen und Leidenschaften stets Folge falscher Zustimmungen sind?

Tab. 5.1 Emotionsregulationsstrategien und stoische Perspektive

Emotionsregulations-Strategie	Perspektive aus aktueller Forschung (am Beispiel)	Perspektive aus Stoischer Philosophie heraus (am Beispiel)
Unterdrückung des Emotionsausdrucks: Die emotionale Reaktion wird durch Mimik, Gestik und Verhalten gar nicht, oder nur teilweise, ausgedrückt. Die Emotion wird dabei meist trotzdem empfunden. Anmerkung: sollte man nicht zu oft anwenden, da Gefühle nicht einfach verschwinden, wenn man sie unterdrückt	*Unterdrückung des Emotionsausdrucks (moderne ER):* Anstatt Ihren Chef anzuschreien, schweigen Sie und versuchen, Ihre Wut nicht zu zeigen, indem Sie einen neutralen Gesichtsausdruck wahren.	*Unterdrückung des Emotionsausdrucks (stoisch):* Sie zeigen Ihre Gefühle nicht. Sie ziehen sich in Ihre innere Burg zurück und nehmen sich Zeit, zu entscheiden, wie Sie reagieren möchten.
Neubewertung Hilfreiche Veränderung der Interpretation der Situation, welche die Emotion auslöst oder der eigenen Reaktion und des Verhaltens der anderen Personen, beispielsweise durch einen Perspektivwechsel. Anmerkung: in den meisten Fällen hilfreich, außer wenn mehrere Stressoren vorkommen, bei sehr intensiven oder bei positiven Gefühlen	*Neubewertung (moderne ER)* Sie nehmen die Perspektive Ihres Chefs ein, der Ihnen grundsätzlich wohlgesonnen ist, dem jedoch die Hände gebunden sind; oder Sie machen sich die Nachteile ihres bisherigen Berufs bewusst und mögliche berufliche Chancen, die sich aus einem Jobwechsel ergeben könnten. Sie notieren sich hilfreiche Gedanken hierzu wie u. a.: Veränderung beinhaltet auch eine Chance für einen Neuanfang.	*Neubewertung (stoisch)* Versetzen Sie sich in die Perspektive Ihres Gegenübers und versuchen Sie, zu verstehen, warum er so handelt. Erwägen Sie, dass er nicht Ihr Feind ist, und Ihnen vermutlich nichts Böses will. Denken Sie an Epiktet und was er über die Bedeutung der Bewertungen für die eigene emotionale Reaktion gesagt hat: „Es sind nicht die Dinge selbst, die uns beunruhigen, sondern die Vorstellungen und Meinungen die wir darüber haben." Zumindest haben Sie einen Einfluss darauf wie Sie mit der Situation umgehen.

(Fortsetzung)

Tab. 5.1 (Fortsetzung)

Akzeptanz	*Akzeptanz (moderne ER)*	*Akzeptanz (stoisch)*
Eigene Emotionen werden bewusst wahrgenommen. Annahme der Emotionen, so wie sie sind, ohne zu versuchen, diese zu bewerten oder zu verändern. Anmerkung: hilfreich, vor allem in Situationen die nicht unmittelbar der Kontrolle unterliegen	Sie nehmen ihre Wut, Enttäuschung und Hilflosigkeit und alle damit assoziierten Körperempfindungen wahr, ohne sich dafür zu verurteilen, oder direkt zu versuchen, diese Gefühle oder damit assoziierte Gedanken sofort loszuwerden. Sie bleiben im Hier und Jetzt und vertrauen darauf, dass sich Lösungen finden werden, nachdem Sie Ihre Gefühle zugelassen haben. Alles ist vergänglich und verändert sich stetig.	Überlegen Sie, was Ihnen obliegt, und was nicht. Das Verhalten Ihres Chefs unterliegt nicht Ihrer Kontrolle. Ihre Emotionen und Ihr Verhalten liegen dagegen in Ihrer Hand. Akzeptieren Sie die Dinge, die nicht in Ihrer Macht stehen. Beziehen Sie Ihre Handlungen auf Dinge die Ihrer Kontrolle obliegen wie Ihr Verhalten, Ihr weiteres Vorgehen und emotionale Reaktion.
Problemlösen	*Problemlösen (moderne ER)*	*Problemlösen (stoisch)*
Analytische Herangehensweise, welche eine klare Definition des Problems, den Vergleich verschiedener Handlungsalternativen und schließlich die Entscheidung für einen Lösungsweg beinhaltet. Anmerkung: oft hilfreich, sofern Emotion nicht zu intensiv ist	Sie erstellen eine Liste der Erfordernisse, die sich aus Ihrer Entlassung ergeben (z. B. beim Arbeitsamt melden, ggf. berufliche Umorientierung) und schreiben alle nötigen Maßnahmen auf, die Sie nun ergreifen können. Diese bringen Sie je nach Priorität in eine Rangfolge und gehen die ersten Punkte direkt an.	Fragen Sie sich mit Hilfe der Vernunft, was in Ihrem Leben wichtig ist und planen Sie Ihre nächsten Schritte. Sie können diese in Ihrem Tagebuch am Abend festhalten. Erinnern Sie sich an die Tugend der Courage und gehen Sie die einzelnen Punkte am nächsten Tag direkt an.
Vermeidung	*Vermeidung (moderne ER)*	*Vermeidung (stoisch)*
Umgehen unerwünschter Situationen und damit einhergehenden Emotionen, Gedanken und körperlichen Empfindungen. Vermeidung kann kurzfristig nützlich sein, hat langfristig allerdings meist negative Auswirkungen. Anmerkung: meist nicht hilfreich, führt nur kurzfristig zur Erleichterung, langfristig verstärkt es Angst	Sie gehen nach dem Gespräch in eine Bar und trinken mehrere Gläser Wein, um sich zu betäuben und der Realität noch für einen Abend zu entfliehen.	Sie betäuben sich und geben sich den Emotionen und Begierden hin. Das Streben nach Zerstreuung durch Alkoholkonsum beruht jedoch auf der falschen Überzeugung, dass Ihnen der Alkohol dabei helfen wird, Ihre Probleme zu lösen, obwohl dies Ihrer Seele und Ihrem Körper langfristig schaden wird.

Beispiel: Ihr Chef teilt Ihnen mit, dass Stellen abgebaut werden, und er Sie nicht länger beschäftigen kann

Zusammenspiel von Emotion und Vernunft: 2-System-Modelle

„In diesem leitenden Prinzip gibt es einen vernunftlosen, und es gibt auch einen vernünftigen Bereich; jener ist diesem untergeordnet, dieser ist der Einzige, der nicht von etwas anderem abhängig ist, sondern alles ist von ihm abhängig." (Seneca, 14.92.1)

Zu den prominenten aktuellen Ansätzen, die sich mit dem Wechselspiel zwischen Emotion und Kognition auseinandergesetzt haben, gehören die 2-System-Modelle. So unterscheiden der bereits erwähnte Psychologe und Nobelpreisträger für Ökonomie Kahneman und sein Kollege Tversky zwischen dem *System1,* das automatisch, schnell, assoziativ operiert und sich als intuitives System verstehen lässt; und *System2,* das langsam, flexibel, kontrolliert agiert und komplexere Informationen verarbeitet, wobei es stärker auf geistige Funktionen zugreift (Kahneman, 2003, 2013). System2 ist beispielsweise bei der Selbstkontrolle und komplexen mathematischen Analysen involviert. System1 erledigt hingegen die meiste mentale Arbeit, da viele Prozesse automatisiert ablaufen. Andererseits ist es auch für impulsive, emotionale Entscheidungen mit verantwortlich.

Wenn den Stoikern 2-System-Modelle bekannt gewesen wären, hätten sie dafür plädiert, das System2 (Vernunft, Verstand) zu stärken, sodass es jederzeit Kontrolle über das System1 (emotionaler Impuls, Intuition) hat. System1 käme hierbei, stoisch gesehen, dem emotionalen Impuls nahe, der sich auch ohne Zustimmung entfalten kann. Allerdings hätten sie bestritten, dass sich voll ausgebildete Emotionen ohne Zustimmung durch das System2 manifestieren können. Denn stoisch gesehen gibt es keinen gesonderten irrationalen Part in uns. System1 wäre also ausschließlich durch die Reaktion auf die Sinnesreize definiert (Impuls). In der aktuellen Emotionsforschung geht es hingegen darum, Bedingungen zu beschreiben, die dazu beitragen, das Zusammenspiel dieser beiden Systeme zu optimieren, sodass sich eine gewisse Homöostase einstellt. Insofern sind auch Entscheidungen, die primär auf dem System1 (intuitiv, emotional) basieren, keineswegs immer problematisch, sondern können beispielsweise in Situationen hilfreich sein, in denen wir rasch handeln müssen. Das System1 ist also, ebenso wie System2, von großer Bedeutung für unser Überleben. Die emotionale Homöostase, die sich aus einem ausgeglichenen Wechselspiel zwischen beiden Anteilen ergibt, lässt sich durchaus mit der stoischen Idee der inneren Ruhe (Ataraxie) vergleichen.

Resümee zur Bedeutung der Emotionen für unser Wohlbefinden

„Leidenschaftslos sein, Fähigkeit der höchsten Geistesgröße. Ihre Überlegenheit erlöst einen von der Unterwerfung unter gemeine Außeneindrücke. Keine größere Herrschaft gibt es als diese über sich selbst, seine eigenen Affekte: Sie wird zum Triumph des freien Willens." (Gracian, 2020, S. 16)

Gracian betont die Bedeutung der Fähigkeit, uns von den unmittelbaren Außeneindrücken nicht beeinflussen zu lassen, denn nur so erlangen wir die Willensfreiheit. Dies entspricht der stoischen Annahme, dass die innere Freiheit nur durch die Beherrschung der Affekte möglich ist. Den Stoikern war hierbei bewusst, dass der erste emotionale Impuls, mit seinen körperlichen Erscheinungen, häufig nicht zu beeinflussen ist; und haben diesen deshalb als propathê (im Sinne vor den Leidenschaften kommend) bezeichnet. Seneca hat immer wieder betont, dass *es kein Affekt ist, wenn man bei Sinneseindrücken in Erregung gerät, sondern ein Affekt erst dann gegeben ist, wenn man sich diesen Eindrücken überlässt* (sie also bewertet, ihnen zustimmt oder sie ablehnt).

Nur wenn wir uns den Sinneseindrücken unterwerfen und den damit assoziierten Emotionen zustimmen, ohne sie zu überprüfen, führt dies dazu, dass uns die Affekte (also Emotionen, Gefühle und Leidenschaften) beherrschen. In der Stoa wurde die apatheia konsequenterweise im Sinne des Freiseins von falschen Zustimmungen zu den „erregten Sinneseindrücken" (die erste unmittelbare emotionale Reaktion) verstanden. Sich von problematischen Emotionen nicht beherrschen zu lassen, war das ideale Ziel, denn nur so können wir uns von den Sinneseindrücken und ihren unmittelbaren Wirkungen distanzieren und innerlich frei sein. Dies bedeutet jedoch nicht, dass wir abstumpfen oder unsere Gefühlsregungen abtöten sollen.

Aus heutiger Perspektive wird argumentiert, dass die Regulation der Gefühle möglichst flexibel erfolgt (Ford et al., 2017; Milyavsky, 2019; Southward et al., 2018). Nicht direkt aus der Emotion heraus zu handeln, die eigenen Regulationsziele zu kennen und den Kontext zu berücksichtigen, sind für eine effiziente, flexible Emotionsregulation essenziell. Dies gewährt uns die Freiheit, zu entscheiden, wann es sinnvoll ist, unseren Emotionen zu folgen und wann wir dies nicht tun sollten. Freiheit von den Emotionen bedeutete aus dieser Perspektive heraus *nicht ihre Verneinung, sondern die Freiheit, sie willentlich gemäß eigenem Ziel zu regulieren.* Der amerikanische Psychologe und Philosoph William James hat das folgendermaßen beschrieben: *Wir können den Willen haben, nicht in Abhängigkeit von unseren*

Gefühlen zu leben, das ist der erste Schritt in die Freiheit (James, 2015). Die Fähigkeit zur Emotionsregulation benötigen wir vor allem in schwierigen (widrigen) Lebenssituationen oder Ereignissen. Deshalb wollen wir uns folgend mit dem Umgang mit Widrigkeiten auseinandersetzen. In diesem Zusammenhang werde ich einige der stoischen, spirituellen Übungen hierzu vorstellen.

Umgang mit Widrigkeiten: Resilienz stärken

> *„Es ist durchaus möglich, ein widriges Ereignis umzudrehen."* (Diogenes von Sinope, zitiert aus Kitzler, 2014, S. 106)

In einem Interview mit der Zeit berichtete Christine Thürmer, die über 60.000 km gewandert ist (ich schreibe dies am 6.3.2023), wie sie mit Widrigkeiten umgeht und warum diese zum Leben dazugehören: Sie sagte:

> *„Ein Großteil des Glücksgefühls beim Langstreckenwandern kommt daher, dass man sich Schwierigkeiten stellt und sie bewältigt."* Auf die Frage, ob Wandern eine Fluchtstrategie sei, antwortete sie: *„Diese Idee: Lauf los, und deine Probleme werden sich lösen – das kippt sehr schnell, wenn die Wanderung einen vor ganz neue Probleme stellt. Wenn sie dann schon total emotional belastet sind, brechen sie irgendwann zusammen. Je länger und schwieriger eine Wanderung ist, desto mehr muss man sich beieinanderhaben, um das auch zu packen."* (Worthmann & Jung, 2023)

Ersetzen Sie einmal Wandern mit *Leben,* dann kommt das der stoischen Perspektive sehr nahe. Widrigkeiten stärken unseren Charakter, und die Überwindung belastender Lebensereignisse ist wichtig für ein gelingendes Leben. Dazu müssen wir uns jedoch „beieinanderhaben", damit wir auch die schwierigen Strecken bewältigen können. Das könnte von Zenon (Begründer der Stoa), Rufus (Lehrer von Epiktet), Seneca, Aurelius oder Epiktet stammen. Hierbei stellt sich die Frage: *Wie können wir mit widrigen Situationen umgehen, ohne uns von den emotionalen Reaktionen aus der Bahn werfen zu lassen oder diese zu unterdrücken?* Und hiermit meine ich keineswegs nur Alltagsprobleme, sondern Ereignisse wie Krankheit, Verlust, Trennung, Verarmung und Beschädigung der Reputation bis hin zum Tod. Die Stoiker dachten, dass negative Ereignisse nicht zwangsläufig zu Leid führen, denn das Leiden schließt die Wahrnehmung und Bewertung einer Erfahrung als selbstwertbedrohend und aversiv ein:

„Verzichte auf deine Sicht der Dinge, dann ist die Aussage „Mir wurde Schaden zugefügt" gegenstandslos. Verzichte auf die Aussage: „Mir wurde Schaden zugefügt", dann ist der Schaden beseitigt. " (Aurel, 4.7)

Können wir negative Emotionen wie Trauer und Angst wirklich abmildern, indem wir unsere Bewertung, dass uns Schaden zugefügt wurde, fallen lassen? Das wäre zu kurz gegriffen. Was dieses Zitat uns jedoch aufzeigt ist, dass unsere Bewertungen eine maßgebliche Rolle dabei spielen, wie wir mit Widrigkeiten umgehen. Aurelius, Epiktet und Seneca vertraten die Auffassung, dass es keinen Grund gibt, bei Widrigkeiten aufzugeben oder diese abzulehnen, sondern dass solche Erfahrungen unsere Resilienz stärken und uns dabei helfen können, den Charakter zu schulen. Nietzsche hat später formuliert: *Was uns nicht umbringt, macht uns stärker.* In teilweiser Übereinstimmung damit zeigte sich in einer Studie, die den Zusammenhang zwischen negativen Lebensereignissen und Wohlbefinden untersuchte, ein U-förmiger Zusammenhang zwischen dem Erleben von Widrigkeiten und dem psychischen Wohlbefinden. Personen, die einige widrige Lebensereignisse erlebt hatten, berichteten weniger Lebensstress und eine höhere Lebenszufriedenheit, im Vergleich zu jenen, ohne solche Erlebnisse. Die Autoren schlussfolgern: *„… In Maßen kann uns alles, was uns nicht umbringt, tatsächlich stärker machen"* (Seery et al., 2010). Die Betonung liegt hier jedoch auf: *in Maßen.* Die moderne Forschung hat sich zudem damit beschäftigt, welche Voraussetzungen erfüllt sein müssen, damit Widrigkeiten unsere Resilienz stärken, anstatt uns in die Depression oder Posttraumatische Störung zu stürzen. In einem Beitrag in der Zeitschrift *Scientific American* berichtet der Autor fünf Aspekte, die Wachstum nach widrigen oder gar bedrohlichen Ereignissen begünstigen (Killam, 2015):

* Fokus auf persönliche Stärken und Gefühl des Wachstums durch Überwindung negativer Emotionen
* Vertiefung sozialer Beziehungen und Netzwerke
* Dankbarkeit (siehe Prinzip 7, Kap. 9) und Wertschätzung des Lebens
* Hinterfragen oder Vertiefung von Glauben und Überzeugungen
* Neue Möglichkeiten (bspw. nach Entlassung, Trennung usw.)

In einer weiteren Studie zeigte sich, dass der Zusammenhang von momentanem Leid und späterem Ausmaß an Lebenszufriedenheit durch das Erleben von Sinn vermittelt wird (Edwards & Tongeren, 2019). Mit anderen Worten, wenn wir negative Erfahrungen als förderlich, oder gar sinnvoll, für unser weiteres Leben empfinden, wird es uns besser gehen, als wenn wir das Ereignis (nachträglich) als sinnlos erleben. Das entspricht dem Rat der Stoiker. Ich denke jedoch, dass die rückblickende Einschätzung eines negativen Lebensereignisses als sinnvoll für das eigene Leben, bereits eine hilfreiche Verarbeitung voraussetzt, die erst nach einer gewissen Trauerphase möglich wird. Die Stoiker haben uns eine Vielzahl von spirituellen Übungen zur Verfügung gestellt, die uns dabei helfen können, negative Lebensereignisse als Bestandteil des Lebens zu sehen und sie zur Charakterbildung zu nutzen (ihnen damit also einen Sinn zuzusprechen):

> „Schürfe in dir selbst. Dort ist eine Quelle der Güte, die ständig fließen kann, solange du nur immer weitergräbst." (Aurel, 7.59)

Das Zitat enthält für mich die zentrale Botschaft stoischer Resilienz: Äußeres kann nicht unsere innere Quelle der Güte stören. Das bedeutet jedoch nicht, dass wir unbezwingbar wären oder unsere Emotionen und Verletzlichkeit verleugnen sollten. Ich sehe es eher im Zusammenhang mit der inneren Burg, die Aurelius oft erwähnt, die uns temporären Schutz geben kann, wenn es draußen stürmt. Der Friedensnobelpreisträger Nelson Mandela beschreibt dies in seiner beeindruckenden Biografie. Er sagte, dass er sich die innere Freiheit, Freude zu empfinden oder nicht, auch während seiner 26jährigen Haftzeit bewahrt hat (Mandela, 2014).

Im *Infokasten 6: Stoische, spirituelle Übungen* beschreibe ich einige Strategien, die Ihnen helfen können, sich auf Widrigkeiten vorzubereiten bzw. die damit verbundenen Emotionen zu regulieren (siehe auch Tab. 5.1). Diese und weitere stoische Übungen sind u. a. auch in folgenden Büchern dargestellt: Bellberg, 2021; Fideler, 2022; Irvine, 2019; Pigliucci, 2019; Pigliucci & Lopez, 2019; Polat et al., 2021; Robertson, 2010; Rüther, 2022; Salzgeber, 2019; Schmidt, 2020; Stolz, 2020; Vazquez, 2022. Die Übungen sind Vorschläge, negative Visualisierung und Memento Mori können schwierig sein und setzen eine gewisse Stabilität voraus.

Infokasten 6: Stoische, spirituelle Übungen

1. Kontrollfrage

„Das eine steht in unserer Macht, das andere nicht." (Epiktet, Handbuch, 1)

Die Kontrollfrage sollten wir uns immer stellen, wenn uns Ereignisse treffen, die uns belasten. Steht es in unserer Macht, die Situation oder Bestandteile zu ändern, sollten wir dies tun, wenn nicht, hilft nur die radikale Akzeptanz und Annahme des Schicksals (siehe auch Übung 4).

2. Perspektivwechsel: Mit anderen Augen sehen

„Nicht die Dinge selbst beunruhigen die Menschen, sondern ihre Urteile und Meinungen über sie." (Epiktet, Handbuch, 5)

Gemäß ihrer Wertelehre empfehlen uns die Stoiker, unseren Fokus auf jene Dinge zu legen, die unserer Kontrolle unterliegen. Hierzu zählt auch, wie wir mit Dingen umgehen, die sich dieser aktiven Kontrolle weitestgehend entziehen (wie etwa Schicksalsschläge, äußere Umstände, ...). Unser eigenes Leben aus der Perspektive eines Dritten zu betrachten, kann dabei helfen, objektiver und rationaler mögliche Lösungsstrategien für Probleme zu entwickeln oder auch weniger hart mit uns selbst ins Gericht zu gehen. Beobachten wir uns selbst für einen Moment aus der Perspektive eines Freundes oder gar Feindes, oder aus der Perspektive eines Adlers, der weit oben über uns dahingleitet, so gewinnen wir einen neuen Überblick und erkennen den Kontext unserer Sorgen, Ängste und Probleme, und uns wird vielleicht deutlich, dass es oft unsere Bewertungen sind, die das Problem erschweren.

3. Negative Visualisierung: Premeditatio Malorum I

„Ein gesundes Auge muss alles sehen, was sichtbar ist und darf nicht sagen: keine hellen Farben bitte [...]. Und so muss auch ein gesunder Geist für alles bereit sein, was geschieht." (Aurel, 10.35)

Für die Stoiker galt das bewusste Auseinandersetzen mit ihren größten Ängsten und Befürchtungen als eine wertvolle Vorbereitung: Die Akzeptanz des Unvermeidlichen sorgt dafür, dass wir angesichts von Widrigkeiten gelassener reagieren, weil wir uns der Angst zuvor bereits ausgesetzt haben. Wir sollen also den Gefahren „ins Auge blicken", uns konfrontieren, ohne uns in Angst zu verlieren. Seneca rät deshalb seinem Freund Lucilius, nicht sich das Günstigere in Aussicht zu stellen, sondern:

„Ich will dich auf einem anderen Weg zur Gemütsruhe führen: Wenn du jede Besorgnis ablegen willst, dann stell dir vor, dass alles, was du befürchtest, es könnte geschehen, auf jeden Fall eintreffen wird, und was immer jenes Übel

sein mag, betrachte es von allen Seiten und schätze deine Furcht ab: Du wirst in der Tat einsehen, dass der Gegenstand deiner Furcht entweder nicht bedeutend oder nicht langandauernd ist." (Seneca, 24. 2)

So hilft uns die negative Visualisierung auch dabei, achtsamer im Hier und Jetzt zu verweilen. Ich möchte jedoch nicht abstreiten, dass es manchmal sehr schwer ist, großen Gefahren ins Auge zu blicken.

4. Das eigene Schicksal annehmen: Amor Fati

„Keinem Menschen kann etwas zustoßen, was nicht ein spezifisch menschliches Ereignis ist." (Aurel, 8.46)

Geschehenes lässt sich nicht ändern, einzig unsere Interpretation und Reaktion darauf können wir anpassen. Indem wir die Realität vor uns akzeptieren und uns auf das konzentrieren, was wir kontrollieren können, agieren wir rationaler, statt mit den Umständen zu hadern. Friedrich Nietzsche prägte den Begriff *Amor Fati* erstmalig in seiner Schrift der „Fröhlichen Wissenschaft" als ein Liebenlernen des Notwendigen. Auch den Stoikern ging es nicht etwa darum, Schicksalsschläge stillschweigend zu ertragen, vielmehr beinhaltet Amor Fati eine Lebenshaltung, die auch in Rückschlägen Möglichkeiten entdeckt, wenn man diese als notwendigen Bestandteil menschlichen Lebens betrachtet. Es geht also um ein Annehmen des Lebens in all seinen Facetten. Es nicht anders zu wollen, als es kommt, das ist Amor Fati!

5. Sich der eigenen Sterblichkeit gewahr werden: Memento Mori

„Wie einer der schon gestorben ist und nur bis heute gelebt hat, muss man in Zukunft aus dem Überschuss an Zeit im Einklang mit der Natur leben." *(Aurel, 7.56)*

Um das eigene Leben und jeden Tag, den wir aktiv gestalten können, wertzuschätzen, empfehlen die Stoiker das Gedenken an die Kürze und Vergänglichkeit unseres Lebens. So wandeln wir nach und nach die Angst vor der eigenen Sterblichkeit in Dankbarkeit für jeden gelebten Tag um. Wir schätzen unser Leben mehr, indem wir uns an dessen Vergänglichkeit erinnern. In seiner unvergleichlichen Art sagte Epiktet hierzu:

„Tod, Verbannung und alles andere, was als furchtbar gilt, halte dir täglich vor Augen, besonders aber den Tod, und du wirst niemals kleinliche Gedanken haben oder etwas übermäßig begehren." (Epiktet, Handbuch, 21)

6. Freiwilliger Verzicht: Abhärtung und Disziplin

„Die Herrschaft über sich selbst ist die höchste Form der Herrschaft." (Seneca, Briefe an Lucilius, 19.113.30)

Vorübergehend auf die Annehmlichkeiten unseres Alltags zu verzichten und so die eigene Komfortzone zu verlassen, schult unseren Körper und Geist. Die Stoiker waren der Meinung, dass uns zeitweise Entbehrungen intensiver das genießen lassen, was wir haben und so oft als selbstverständlich erachten. Sei es in der heutigen Zeit nun eine Pilger- oder Wanderreise, die mit dem Wenigsten auskommt, oder eine zeitweise Pause von unseren Bildschirmen und den Sozialen Medien. Die Disziplin, hier auf uns selbst zu achten, indem wir unmittelbare Belohnungen hinauszögern, kommt unserem mittel- und längerfristigen Wohlbefinden entgegen. Die Frustrationen, die mit Verzicht einhergehen, können heilsam sein, da wir an Selbstvertrauen gewinnen.

7. Die Hedonistische Tretmühle erkennen: Premiditatio Malorum II

Stelle dir nicht vor, die Dinge zu besitzen, die dir fehlen. Wähle die besten Dinge aus, die du bereits hast, und überlege, wie sehr du sie vermissen würdest, wenn du sie nicht hättest. – Marcus Aurelius (zitiert aus Vazquez, 2022, S. 278)

Obgleich die Freude über eine neue Anschaffung, wie etwa ein Auto, anfangs meist groß ist, pendelt sich unsere Zufriedenheit nach einiger Zeit wieder auf ihrem Ursprungsniveau ein. Um dieser hedonistischen Anpassung entgegenzuwirken, war es für die Stoiker wichtig, sich der Vergänglichkeit all ihrer Besitztümer zu erinnern. Mit der gezielten Vorstellung, wir würden etwas uns Wertvolles verlieren, können wir demnach besser würdigen, dass nichts selbstverständlich oder so wichtig ist wie das Leben selbst.

8. Das Tagebuch als stoischer Mentor: sich selbst befragen

„Wenn du die Absicht hast, jemanden zu treffen, vor allem wenn es sich um eine hochgestellte Persönlichkeit handelt, dann stell dir vor, was Sokrates und Zenon in dieser Situation getan hätten, und du wirst genau wissen, wie du die Situation angemessen meistern kannst." (Epiktet, Handbuch, 33)

Bereits Epiktet wies seine Schüler an, ein Tagebuch zu führen, um ihren stoischen Lernprozess zu reflektieren und ihre Erfahrungen festzuhalten. So befinden wir uns oft in Situationen, in denen guter Rat teuer ist. Beispielsweise bei einem Streit, einer finanziellen Auseinandersetzung, oder wenn uns jemand um etwas bittet, das wir jedoch nicht erfüllen wollen oder können, wissen wir nicht, wie wir uns verhalten sollen. In solchen Situationen mag es hilfreich sein, auch schriftlich zu reflektieren, wie eine weise Person gehandelt hätte. Wie hätte Epiktet sich nach einer Beleidigung verhalten? Was hätte Marcus Aurelius getan? Durch das Niederschreiben einer Reflexion lassen sich selbst starke Empfindungen und innere Konflikte mit achtsamer Distanz observieren. Ob wir nun auch niederschreiben, was wir gelernt haben oder aber unsere Fehler reflektieren: Ein Tagebuch hilft dabei, Erfolge festzuhalten und so den eigenen Selbstwert zu stärken. Es kann auch hilfreich sein, alltägliche Situationen niederzuschreiben und diese zu analysieren, vor allem, wenn diese Ereignisse Emotionen bei uns ausgelöst haben.

9. **Innere Burg**

„Schau nach innen, bei keiner Angelegenheit soll dir deren Wert und Besonderheit entgehen." (Aurel, 6.3)

Die innere Burg kann uns als Schutzwall dienen, also als etwas, in das widrige Ereignisse und negative Emotionen nicht eindringen können. Es geht jedoch nicht darum, sich gegen jegliche emotionale Regung abzuschotten, sondern einen Ort zu schaffen, der es uns ermöglicht, aus einer sichereren Perspektive heraus Kraft zu schöpfen, um anschließend die richtigen Entscheidungen zu treffen. Die innere Burg ist nur uns zugänglich.

10. **Regelmäßig stoische Schriften lesen**
Die Originaltexte der Stoiker wie Epiktets Handbuch und Senecas Briefe an Lucilius oder Aurels Selbstbetrachtungen regelmäßig zu lesen, hilft uns dabei, die stoischen Prinzipien zu verinnerlichen. Außerdem regen die Texte zum Nachdenken an und bescheren uns oft ein Gefühl der inneren Ruhe. Es empfiehlt sich auch, beispielsweise die Selbstbetrachtungen von Aurelius in verschiedenen Übersetzungen (mit Kommentaren) zu lesen. Sie werden überrascht sein, dass Sie hierbei immer wieder neues entdecken.

Resümee zum Umgang mit Widrigkeiten und Stärkung von Resilienz

Widrigkeiten und damit assoziierte Gefühle gehören zum Leben mit dazu, und wir können nicht darauf hoffen, von ihnen gänzlich verschont zu bleiben (wir tun dies natürlich dennoch). Es geht hierbei jedoch nicht um das Leugnen oder stille Ertragen von seelischem oder körperlichem Schmerz, sondern um den Mut, sich damit auseinanderzusetzen und die stoische

Standhaftigkeit, die uns dabei helfen kann, auch widrige Lebensphasen zu überstehen. Wir können uns verdeutlichen, dass es zwar schwer ist, etwas Sinnvolles in schwierigen Lebenssituationen zu sehen, dass aber andererseits solche Ereignisse unsere Stärken deutlich machen können. Widrige Erlebnisse können so zu Initiatoren von (hilfreichen) Veränderungen werden. Allerdings bewirkt das Erleben von negativen Ereignissen nicht automatisch, dass wir charakterlich daran wachsen, sondern es bedarf der sozialen Unterstützung und Änderung bzw. Vertiefung von hilfreichen Glaubenssätzen oder Überzeugungen (also auch stoischer Überzeugungen). Wir müssen zudem lernen, wie wir die aus Widrigkeiten resultierenden, oft unangenehmen Emotionen abmildern – beziehungsweise zur Freude und Verbundenheit mit anderen Menschen zurückfinden können. Dies kann ein langwieriger, kräftezehrender Prozess sein, der umso schwerer ist, je mehr solcher Ereignisse wir verarbeiten müssen oder je stärker diese uns erschüttern. *Die Stoiker wussten, dass die Unterstützung durch andere und die Verbundenheit in einer Gemeinschaft entscheidend dafür sind, dass wir Widrigkeiten bewältigen können.* Marcus schreibt in sein Tagebuch:

„Niemand wird es leid, Unterstützung zu erhalten. Unterstützung ist eine naturgemäße Tätigkeit. Werde es also nicht leid, Unterstützung zu erhalten, indem du andere unterstützt." (Aurel, 7.74)

Folgend beschreibe ich am Beispiel der Emotionen Wut, Angst, Trauer und Schuld, wie Sie modernes Wissen zur Emotionsregulation und die im Infokasten 6 beschriebenen spirituellen, stoischen Übungen nutzen können, um diese Emotionen zu regulieren. Sollten Sie jedoch unter ernsthaften psychischen Problemen wie beispielsweise Depression, Angst Traumafolgestörungen leiden, suchen Sie sich bitte professionelle Hilfe bei einem approbierten Psychotherapeuten oder Psychotherapeutin.

Umgang mit Ärger und Wut

Aristoteles war davon überzeugt, dass ein gewisses Ausmaß an Wut hilfreich ist, denn Wut kann uns dazu bewegen, zu Handeln und gegen Ungerechtigkeiten anzukämpfen. Seneca hat hingegen darauf hingewiesen, dass Zorn und Wut niemals angemessen seien – selbst dann nicht, wenn sie gerechtfertigt erscheinen. Er schreibt an seinen Freund Novatus:

„… kein Unheil ist das Menschengeschlecht teurer zu stehen gekommen. Sehen wirst du Mord, Vergiftung, gegenseitige Anklage, Schmutz, Zerstörung von Städten, ganzer Völker Ausrottung …" (Seneca, 1976, S. 101)

Es scheint so, als hätte sich in den letzten 2000 Jahren nicht allzu viel verändert, denn was Seneca beschreibt, spiegelt auch unsere Zeit wider. Aggressionen können außerordentlich zerstörerisch wirken, und deshalb vertrat Seneca die Auffassung, dass wir Ihnen niemals zustimmen sollten. Wut und Zorn schaden nicht nur den anderen, sondern auch uns selbst. Häufiger Ärger erhöht beispielsweise das Risiko für Herzerkrankungen und Herzinfarkt, und kann zu Bluthochdruck, erhöhten Entzündungswerten, Einlagerung von Plaques und vielem mehr führen. Zorn und Ärger wirken sich auch negativ auf unser Denken aus. Sind wir ärgerlich erregt, treffen wir in der Regel keine guten Entscheidungen (Übersicht der Befunde siehe Cherelus, 2022, New York Times: *How Anger Affects the Body,*: https://www.nytimes.com/2022/12/17/style/anger-body-health-effects.html). Seneca beschreibt in seinem Werk *Über die Wut* eine ausgeprägte Wutreaktion*:*

„Die Augen voller Glut und Glitzern, eine dunkle Röte, die das gesamte Gesicht durchzieht, weil das Blut aus den Eingeweiden emporsteigt, die Lippen beben, die Zähne sind zusammengepresst, die Haare stehen zu Berge, der Atem geht zwischen dem Einsaugen der Luft, das Knacken gekrümmter Finger, ein Stöhnen und Brüllen …" (zitiert aus Sherman, S. 111)

Wollen wir wirklich auf dieser Basis Entscheidungen treffen und handeln? Wenn wir mit Anzeichen von Ärger oder Wut konfrontiert werden, ist es ratsam, dass wir unseren Handlungsimpuls erst einmal zurücknehmen und dem Ärger nicht unmittelbar zustimmen:

„Nicht dasselbe zu tun wie der Angreifer, ist die beste Art und Weise sich zu wehren." (Aurel, 6.6)

Ebenso bedeutsam ist es, zu verstehen, warum uns jemand angreift. War es böse Absicht? Hilflosigkeit? Zufall? Wir sollten anderen nicht gleich eine gezielt böse Absicht unterstellen oder dass die Person uns schaden wollte, wenn sie beispielsweise schlecht über uns redet. Wir können stattdessen versuchen zu verstehen, was der andere uns eigentlich sagen will und aus welchen Gründen die Person so gehandelt hat. Distanzierung und Reflektion sieht der römische Kaiser als Mittel gegen den Ärger an und erteilt sich selbst den Rat:

„Gewöhne dich daran, über alles, was von einem anderem gesagt wird, genau nachzudenken, und versetze dich – soweit möglich – in die Seele des Sprechenden." (Aurel, 6.53)

Durch einen Perspektivwechsel, wenn wir beispielsweise nach einem Streit die Sichtweise der anderen Person reflektieren, schaffen wir einen gewissen Abstand zu unserer Wut. Dadurch wird es uns möglich, Argumente und Informationen des anderen anzusehen und diese als gültig zuzulassen, ohne dass uns unsere Emotionen beherrschen. In einer aktuellen Studie zum Training von Weisheit wurden beispielsweise Versuchspersonen aufgefordert, über vier Wochen, täglich ein negatives Ereignis aus einer distanzierten Perspektive heraus zu schildern, wobei sie sich selbst in der dritten Person darstellen sollten. In der Studie zeigte sich, dass die Teilnehmenden, die ihre Gefühle aus der Distanz heraus beschrieben hatten, signifikant höhere Werte im Bereich weisheitsbezogenen Schlussfolgerns und Denkens zeigten, als diejenigen, die eine Ich-Perspektive einnahmen (Grossmann et al., 2021). Marcus Aurelius hat diese Technik häufig in seinen Selbstbetrachtungen angewendet und dies mit Selbstinstruktionen verbunden, wie unter anderem auch im folgenden Zitat:

„Nimm doch zur Kenntnis, dass du etwas Stärkeres und Göttlicheres in dir hast als das, was die Leidenschaften erregt und dich wie eine Marionette bewegt." (Aurel, 12.19).

Dem Ärger also nicht zu erlauben, uns wie eine Marionette tanzen zu lassen; kann man es besser formulieren? Aktuelle Studien zeigen jedoch, dass es gelegentlich hilfreich sein kann, negative Emotionen zu verstärken, um eigene oder gemeinschaftliche Ziele zu erreichen (English et al., 2017). So kann es bei einer unangenehmen Auseinandersetzung sinnvoll sein, Ärger auszudrücken, wenn das Ziel darin besteht, die eigene Position mit Nachdruck zu vertreten, während es zur Konfliktvermeidung hilfreicher wäre, den Ärger (erst einmal) nicht zu zeigen. Martha Nussbaum hat zudem in ihrer Analyse zu Ärger hervorgehoben, dass Ärger über soziale Ungerechtigkeiten auch mit dem Wunsch nach Veränderung dieser einhergehen kann, also nicht der Vergeltung dient und nennt dies *Übergangsärger* (engl. transitional anger). Nussbaum schreibt: *„Übergangsärger konzentriert sich nicht auf den Status; Er will auch nicht, auch nur kurzzeitig, das Leiden des Täters als eine Art Wiedergutmachung für die Verletzung […]. Er konzentriert sich von Anfang an auf das zukünftige Wohlergehen."* (Nussbaum, 2015) Wir können also die Energie, die zornige Gedanken in uns aktiviert, dazu nutzen, uns gegen

Unrecht zu engagieren, wobei wir von Anfang an nach Lösungen suchen, und nicht Vergeltung anstreben. Gute Beispiele hierfür sind Mahatma Ghandi und Martin Luther King, aber auch der stoische Kaiser Marcus Aurelius und Epiktet.

Zusammenfassend gilt, dass Ärger und Wut uns von anderen Menschen entfremden und auch bei uns selbst eine Kaskade negativer körperlicher Reaktionen bewirken können, die langfristig unserer Gesundheit schaden. Deshalb ist es ratsam, dem Ärger und der Wut die Zustimmung zu entziehen. Es liegt bei uns, ob wir beispielsweise auf eine aggressive Geste im Straßenverkehr wütend reagieren oder nicht. Auch eine aggressive E-Mail sollte uns nicht dazu bewegen, direkt darauf (mit viel Wut im Bauch) zu antworten. Aus dem Abstand heraus werden wir eine bessere, für den Konflikt hilfreichere Antwort finden. Je geübter wir im Umgang mit Ärger und Wut sind, desto seltener werden wir diese Emotionen empfinden. Wir stimmen dann *den erregten Sinneseindrücken* nicht mehr zu, um es mit Senecas Worten zu sagen. Das bedeutet jedoch nicht, dass wir uns nicht gegen Ungerechtigkeit empören und uns dagegen engagieren - und auch nicht, dass wir alles ertragen sollen. Im Alltag haben sich für den Umgang mit Wut und Ärger Regulationsstrategien als hilfreich herausgestellt, die der bereits erwähnte Emotionsforscher James Gross als antizipatorisch beschrieben hat: also Aufmerksamkeitslenkung und Neubewertung. Diese Strategien können uns dabei helfen, dass sich die Wut gar nicht erst zu voller Intensität entfaltet. Das erfordert jedoch viel Übung, insofern bietet jede ärgerliche Situation eine gute Trainingsmöglichkeit. Im Infokasten 7 habe ich einige Übungen aufgeführt, die dabei helfen können, dem Ärger und der Wut zunehmend abzuschwören beziehungsweise diese Emotionen zumindest abzuschwächen oder im Sinne der Gemeinschaft zu nutzen.

Infokasten 7: Mit Wut umgehen

Negative Visualisierung: Visualisieren und erkennen Sie Anzeichen von Ärger und Wut: Visualisieren oder beobachten Sie, in welchen Situationen Sie Ärger oder Wut verspüren. Beobachten Sie oder stellen Sie sich die körperliche und emotionale Reaktion sehr genau vor. Spüren und sehen Sie, was sich verändert: wie Sie rot oder blass vor Zorn werden, der Hass aufkommt, Sie ihre Faust ballen, die Lippen schmal werden und Sie vielleicht sogar die Zähne fletschen, Ihr Blutdruck steigt, das Herz rast, Ihnen kalt oder übel wird oder bei weniger intensivem Ärger, wie Sie gereizt und unruhig sind und Ihr Denken durch aggressive Szenarien beherrscht wird. Schritt 2: *Entziehen Sie der Wut Ihre Zustimmung*: Wenn Sie Ihre persönlichen Anzeichen von Ärger bzw. Wut besser kennengelernt haben, versuchen Sie, sobald Sie diese spüren, sich Folgendes

zu sagen: *„Das ist Wut, sie weckt mein tierisches Selbst in mir."* Anschließend machen Sie 5–10 ruhige Atemzüge im Rhythmus von 5–6 s ein, 5–6 s aus.
Führen Sie ein Tagebuch. Beschreiben Sie darin alltägliche Ärgersituationen und stellen Sie hierbei sicher, dass Sie sich selbst in der dritten Person benennen, um so eine gewisse Distanz zur Situation herzustellen. Fragen Sie sich, wie Epiktet oder Marcus Aurelius in der Situation gehandelt hätten: etwa besonnen, weise, aus einer gesunden Distanz heraus und mit kühlem Kopf?
Lesen stoischer Schriften. Falls Sie oft Ärger verspüren, lesen Sie Senecas *Essay über die Wut.* Es kann ihnen dazu verhelfen, Zorn und Ärger aus einer anderen Perspektive zu sehen.
   Die moderne Psychologie unterstreicht zudem die Bedeutung von regelmäßiger Bewegung, Meditation und Entspannungsübungen zur Regulation von Stress und Ärger. Aus Emotionsregulationsperspektive sollten wir lernen, unsere Aufmerksamkeit von ärgerlichen Situationen abzuwenden und durch Neubewertungen zu verhindern, dass sich Wut, Hass und Aggression überhaupt erst entwickeln. Wir können unsere Empörung aber auch nutzen, um uns für mehr Gerechtigkeit zu engagieren, ohne hierbei nach Vergeltung zu streben, sondern es geht darum, Lösungen zu finden (siehe oben zum Übergangsärger). Unterdrückung der Wut mag manchmal notwendig sein, langfristig ist diese Strategie jedoch nicht hilfreich. Ungefiltert Wut auszudrücken ist ebenso nicht ratsam, bringen Sie stets eine zeitliche Lücke zwischen Ihrem Ärger/Wut und Reaktion.

Umgang mit Ängsten

Epiktet bringt seine Argumente oft sehr deutlich zum Ausdruck, wobei er auch mal die Hörerschaft schockiert. Denken wir nur an seine Aussage:

> *„Wenn du dein Kind oder deine Frau küsst, dann sage dir, dass du einen Menschen küsst. Dann wirst du deine Fassung nicht verlieren, wenn er stirbt."* (Epiktet, Handbuch, 3)

Das klingt irgendwie unmenschlich. Aber Epiktet hat eine andere Absicht, er will uns auf diese Art und Weise dafür sensibilisieren, dass wir und unsere Liebsten sterblich sind, und diese negative Visualisierung kann bewirken, dass wir den Moment, in dem wir unsere Frau, Mann oder unser Kind küssen, intensiver wahrnehmen und mit tieferer Dankbarkeit. Andererseits war den Stoikern wichtig, zu verstehen, dass die Erwartung von Unglück uns dabei helfen kann, nicht von diesem überwältigt zu werden. Auch was die Angst angeht, vertraten die Stoiker die Ansicht, dass die Erkenntnis, dass wir keine Kontrolle über äußere Bedingen haben, uns davor bewahren kann, in ständiger Angst zu leben:

„Wenn ich einen Mann in Angst sehe, sage ich: „Was kann dieser Mann wollen?"
Würde er nicht etwas wollen, das nicht in seiner Macht liegt, wie könnte er noch
ängstlich sein?" (zitiert aus Salzgeber, 2019)

Würden wir also nicht etwas wollen (oder ablehnen), das nicht in unserer Macht steht, hätten wir auch keine Angst davor, es zu verlieren (oder dass es sich ereignet). Auch andere Philosophen haben sich intensiv mit der Angst auseinandergesetzt. Voltaire sagte beispielsweise sinngemäß, dass von allen Geißeln die *Angst* die schlimmste sei. Der dänische Philosoph Kierkegaard war hingegen der Auffassung, dass das Wissen über die Angst und daraus zu lernen die wichtigsten Dinge im Leben seien (Kierkegaard & Eichler, 1992). Andere Philosophen haben ihm zugestimmt, und beide Argumente schließen sich keinesfalls aus.

Ängste können bewirken, dass wir uns zukünftige Katastrophen detailliert ausmalen und darüber das Verweilen im Hier und Jetzt unmöglich wird. Ähnlich wie bei Ärger geht das häufige und intensive Erleben von Angst mit verschiedenen körperlichen Problemen einher, wie beispielsweise Bluthochdruck, Migräne, Funktionsstörungen des Vagusnervs (der u. a. das Gehirn mit inneren Organen verbindet). Kortisol, ein Hormon, das bei Angst und Stress vermehrt ausgeschüttet wird, kann Störungen des Immunsystems bewirken (weil die Immunreaktion unterdrückt wird), gleichzeitig kann intensive Angst mit einer Vielzahl weiterer Probleme wie Schlafstörungen, Zittern, Unruhe, Essproblemen und fehlender Konzentration zusammenhängen. Die Stoiker kannten diese Befunde nicht, haben aber stets darauf hingewiesen, dass negative Emotionen sich auch körperlich auswirken können und haben dies auch sehr detailliert beschrieben (denken wir nur an Senecas Schilderung der Wut). Deshalb haben sie beispielsweise zur Angstbewältigung empfohlen, sich regelmäßig Ruhe zu gönnen, um den Geist und den Körper zu beruhigen. Das kann bei stressbedingter Angst durchaus hilfreich sein, langfristig ist es jedoch besser, sich der Angstt zu stellen, anstatt sich zu schonen.

Einige vermeiden aus Angst etwas, das Ihnen wichtig ist, wie beispielsweise das Reisen, sich mit Freunden zu treffen oder in ein Konzert zu gehen. Manchmal dient die Angst auch dazu, andere, beispielsweise partnerschaftliche Probleme, zu überdecken. Stoisch gesehen beinhaltet die Vermeidung von Angst die falsche Zustimmung zu diesem Gefühl, da sich dahinter die Überzeugung verbirgt, dass wir keine Kontrolle über die Angst haben. Emotionen unterliegen jedoch unserer Kontrolle (siehe Abb. 1 im Kap. 1). Es liegt also in unserer Macht die Angst mittels Vernunft zu bekämpfen. Sokrates sagte beispielsweise, dass ein mutiger Soldat jemand sei, der gegen seine eigene Angst ankämpfe. Furchtlosigkeit beinhaltet, sich der Angst und dem Schicksal zu stellen, ohne die Angst zu verleugnen. Marcus Aurelius hebt zudem die Bedeutung der Gelassenheit gegenüber zukünftigen Gefahren hervor:

„Die Zukunft soll dich nicht beunruhigen. Denn du wirst mit derselben Vernunft an sie herankommen, wenn es erforderlich ist, die du auch jetzt schon für die Gegenwart gebrauchst." (Aurel, 7.8)

Es geht also darum, sich im Hier und Jetzt zu orientieren und sich zu fragen: Was stärkt meine Angst, was befürchte ich genau? *Hier kann die Technik der negativen Visualisierung hilfreich sein* (siehe Infokasten 6 zu stoischen, spirituellen Übungen). Wenn wir uns befürchtete Szenarien bis zum Ende vorstellen, verstehen wir möglicherweise, wie unwahrscheinlich es ist, dass unsere Befürchtungen genauso eintreffen, oder wir realisieren, dass uns meist eine Möglichkeit bleibt, damit umzugehen. Manchmal vermeiden wir auch die Angst vor den negativen Gefühlen, also die Angst vor Schmerz und der Angst selbst. Wir befürchten, dass wir diese Empfindungen nicht ertragen können. Negative Visualisierung lehrt uns, dass wir unangenehme Gefühlszustände aushalten können; das kann dazu führen, dass wir weniger Angst empfinden und gelassener werden.

Die effektivste Strategie: Sich der Angst stellen
Wenn wir uns unseren Ängsten und Befürchtungen stellen, kann das erst einmal die Angst verstärken, langfristig wird sie jedoch abklingen und wir lernen, dass wir eine gewisse Kontrolle über unsere Ängste haben. Dies ist das Prinzip einer Expositionstherapie. Die Konfrontationstherapie ist eine der erfolgreichsten Psychotherapietechniken bei der Bekämpfung von Angstzuständen (Ougrin, 2011). Im Infokasten 8 wird die Exposition mit der Angst als Strategie zur Angstbewältigung beschrieben. Stoisch gesehen kommen hierbei die Tugenden Courage und Selbstkontrolle zur Geltung.

Infokasten 8: Sich der Angst aussetzen: Konfrontationstherapie
In der Expositionstherapie lernen Sie, sich Ihren Ängsten auszusetzen, was oft Überwindung kostet, aber eine der effektivsten Interventionen ist. Die Therapie beginnt mit der kognitiven Vorbereitung. Sie lernen beispielsweise den Mechanismus der Habituation kennen, der beinhaltet, dass physiologische Erregungsprozesse von selbst abklingen, sobald der Organismus realisiert, dass die befürchtete Gefahr nicht real ist. Das heißt, Ihre Angst wird abklingen, wenn Sie nur lang genug in der befürchteten, aber eigentlich ungefährlichen

Situation, ausharren. Gleichzeitig ist es wichtig, nicht durch Dramatisierung und dysfunktionale Gedanken die Angst am Leben zu erhalten oder zu verstärken (u. a. Gedanken wie: *Die Angst bringt mich um, ich werde verrückt, ich werde sterben* usw.). In der Konfrontationsphase stellen Sie sich schließlich den befürchteten Angstsituationen in vivo (anfänglich gemeinsam mit der Therapeutin) und verharren dort so lange, bis die Angst abflaut (manchmal findet die Exposition auch nur in sensu, also in der Vorstellung statt, beispielsweise bei der Behandlung von Traumata). Je häufiger (und länger) Sie sich exponieren, desto schneller flaut die Angst in den gefürchteten Situationen ab bzw. desto weniger intensiv ist sie. Eine kürzlich erschienene Übersichtsarbeit belegt die sehr gute Effizienz von Konfrontationstherapie bei der Behandlung von Angststörungen (Waller et al., 2018).

Die Stoiker haben zudem weitere Angstbewältigungsstrategien beschrieben, wie u. a. die Angst im Hier und Jetzt zu akzeptieren (was dem Prinzip der Konfrontation mit der Angst nahekommt) oder Ängste mit der Vernunft neu zu bewerten (ihr also nicht zuzustimmen), was der Technik des kognitiven Umstrukturierens bzw. der Neubewertung in der Verhaltenstherapie entspricht. In einer Studie des Psychologen und Angstforschers Stefan Hofmann zeigte sich beispielsweise, dass Personen, die spontan eine Rede vor kritischem Publikum halten sollten, ihre damit einhergehenden Ängste am besten regulieren konnten, wenn sie diese erst einmal akzeptierten und anschließend neu bewerteten. Personen, die ihre Ängste neu bewerteten (bspw. sich verdeutlichten, dass die jeweiligen Bewertungen ihrer Rede keine unmittelbaren Folgen für sie hatten) oder akzeptierten (Ängste also wahrnahmen, ohne sie zu bewerten), berichteten weniger subjektive Angst als diejenigen, die ihre Angst unterdrücken mussten. Neubewertung führte darüber hinaus zu einer Reduktion der physiologischen Erregung, im Vergleich zu Unterdrückung der Angst, währenddessen sich das Arousal erhöhte (Hofmann et al., 2009). Das deckt sich mit den Annahmen der Stoiker, dass wir der Angst nicht zustimmen – und sie mittels Vernunft hinterfragen, sie aber keinesfalls verleugnen sollten.

Zusammenfassend gilt für die Angst das Gleiche wie für die Wut: Entziehen wir der Angstreaktion unsere Zustimmung, nehmen wir ihr den Stachel. Da es bei Ängsten oft zu Vermeidung der angstauslösenden Situationen kommt, ist es zudem notwendig, sich den eigenen Ängsten auszusetzen, indem wir das Vermeidungsverhalten reduzieren. Denken Sie hierbei an die Aussage von Sokrates, dass ein mutiger Soldat derjenige ist, der die eigenen Ängste besiegt. Hilfreiche stoische Übungen sind die negative Visualisierung und die Neubewertung der angstauslösenden Situation unter

Zuhilfenahme der Vernunft. Allerdings reicht es oft nicht aus, sich geistig umzuorientieren, Sie müssen dies auch in Handlungen übersetzen, sich also mit der Angst konfrontieren. Eine Konfrontationstherapie zur Überwindung intensiver Ängste bei Vorliegen einer Angststörung sollten Sie allerdings nur mit Unterstützung einer dafür ausgebildeten Psychotherapeutin machen.

Umgang mit Schuldgefühlen

„Nicht leichthin wollen wir über das Tiefste urteilen." (Heraklit, 1940, S. 19)
   „Zu meiner Überraschung fand ich, dass ich unendlich mehr Fehler besaß, als ich mir eingebildet." (Benjamin Franklin, zitiert aus Valsangiacomo 2022: https://denkbrocken.com/2018/09/16/benjamin-franklin-selbstpruefung/)

Die Funktion der Schuld ist es, uns zu verdeutlichen, dass wir etwas falsch gemacht – also gegen äußere oder unsere eigenen moralischen Regeln verstoßen haben. Das kann uns dabei helfen, unser Verhalten zu korrigieren oder andere Schwerpunkte zu setzen. Allein die Tatsache, dass wir uns schuldig fühlen, zeigt, dass moralische Werte in uns verankert sind, sich die Vernunft also zu Wort meldet. Schuldgefühle können auch dazu beitragen, dass wir unsere Beziehungen zu anderen Menschen verbessern, indem wir uns entschuldigen oder aktiv unsere Schuld begleichen (Baumeister & Landau, 2018). Allerdings können Schuldgefühle so intensiv sein, dass sie uns lähmen, wenn wir uns beispielsweise vergangene Handlungen oder Fehler nicht verzeihen können und uns immer wieder selbst anklagen. In diesem Falle würden uns die Stoiker empfehlen, die falsche Zustimmung zu diesem Gefühl zu hinterfragen:

> *„Wenn du es kontrollieren kannst, warum tust du es nicht? Wenn die Kontrolle bei jemanden anderem liegt, wem gibst du dann die Schuld? Den Atomen? Den Göttern? Beides ist dumm. Tadle niemanden. Wenn du kannst, weise der Person den rechten Weg. Wenn nicht, behebe einfach den Schaden. Wenn beides nicht geht: Wozu soll dir der Tadel nutzen? Kein sinnloses Tun."* (Aurel, 8.17)

Sinnloses Tun wäre es also: sich (oder anderen) nicht zu verzeihen, anstatt den Schaden zu beheben (sofern möglich). Die Gefahr dabei ist, dass jegliches Mitgefühl, auch für uns selbst, abgelehnt wird und wir überkritisch mit uns und anderen Menschen umgehen. Marcus Aurelius hat sich in seinen Tagebuchaufzeichnungen auch damit auseinandergesetzt:

„Oft habe ich mich gewundert, dass ein jeder sich selbst zwar über alles liebt, aber seine eigene Meinung über sich selbst geringer schätzt als die Meinung der anderen Menschen." (Aurel, 12.4)

Der Psychologe Paul Gilbert hat die Tendenz, sich selbst nicht verzeihen zu können, aufgegriffen und eine Therapie ausgearbeitet, in der es um die Entwicklung von Selbstmitgefühl geht. Gilbert hat dafür die im Buddhismus häufig verwendete Metapher des „lotus in the mud" (Lotuspflanze im Schlamm) zur Illustration genutzt. Schlamm und Morast stehen für unsere dunkle Seite, wie Egozentrismus und Aggression, aber auch für den Schmerz, den wir erleiden müssen. Die Lotuspflanze, das Symbol für Güte, Schönheit und Licht, kann jedoch nicht wachsen und gedeihen ohne den Schlamm. Deshalb ist das Verhältnis zwischen den beiden das Entscheidende (Gilbert & Choden, 2013). Wir müssen mit den dunklen Seiten in uns leben, auch wenn wir sie gern unter den Teppich kehren würden. Gleichzeitig können wir uns jedoch hin zum Besseren wenden, was eine zentrale Botschaft der Stoiker ist. Übermäßige Schuldgefühle negieren die Tatsache, dass, wie Heraklit es ausdrückt:

„Der Weg hinauf herab ist ein und derselbe." (Huber, 1996)

Schuldgefühle gehören zum Leben mit dazu, wir müssen uns deshalb nicht zu stark anklagen. Es geht auch darum, sich zu verzeihen, was der erste Schritt in Richtung Selbstverbesserung ist:

„Man darf auch den Menschen keine Vorwürfe machen. Denn sie begehen nur unfreiwillig Fehler ..." (Aurel, 12.12)

Das ist vergleichbar mit dem Herangehen an die Schuld, wie es Gilbert vorschlägt. Gilbert betont jedoch, ebenso wie die Stoiker, die Notwendigkeit, für das eigene Handeln die Verantwortung zu übernehmen. Denn obwohl wir uns unsere Gene und Eltern nicht ausgesucht haben und ebenso wenig Einfluss darauf hatten, wie wir erzogen worden sind, müssen wir für unser Handeln im Hier und Jetzt die Verantwortung übernehmen. Zudem können nur wir entscheiden, ob wir uns bessern wollen oder nicht (stoisch: denn unser Verhalten unterliegt unserer Kontrolle). Es gilt jedoch, dass Intoleranz gegenüber Fehlern, die andere oder wir selbst begangen haben, nicht weise ist, denn:

„Wenn jemand den Eindruck erweckt, dass er einen Fehler begangen hat: „Woher weiß ich denn, ob dies ein Fehler ist?" Wenn er aber tatsächlich einen Fehler gemacht hat: „Er hat sich selbst schon verurteilt." (Aurel, 12.16)

Zusammenfassend sollten wir uns verdeutlichen, dass wir alle Fehler machen und diese Bestandteil des Lebens sind. Das zu akzeptieren ist ein wichtiger Schritt in Richtung Ataraxie und damit ein heilsamer Prozess. Es geht darum, die Erkenntnis der Schuld in etwas Positives zu transformieren. Schuld wird so zum Initiator der Selbstverbesserung, was sich auch auf die Gemeinschaft positiv auswirken kann. Benjamin Franklin hat seinen Versuch, tugendhaft zu sein (er führte hierzu ein Tagebuch, siehe Infokasten 9), mit folgender Reflexion beschrieben:

„Wenn ich aber auch im Ganzen niemals zu jener Vollkommenheit gelangte, nach welcher ich mit solchem Ehrgeiz gestrebt hatte, sondern weit hinter derselben zurückblieb, so war ich doch durch mein Streben ein besserer und glücklicherer Mensch, als ich sonst und ohne derartigen Versuch gewesen wäre." (Franklin, zitiert aus Valsangiacomo, https://denkbrocken.com/2018/09/16/benjamin-franklin-selbstpruefung/)

Wenn wir uns darum bemühen, tugendhaft zu Handeln und vollkommener zu werden, kann uns das bereits zu einem glücklicheren Menschen machen. Ein unaufgeregter Geist wird sich zudem auch nicht über die Fehler und Schuld anderer Menschen erregen, oder den damit assoziierten Gefühlen bis hin zur Schadenfreude die Zustimmung verweigern. Allerdings beinhaltet dies nicht, dass jemand, der schwere Schuld auf sich geladen hat, nicht dafür die Verantwortung tragen muss. In der Regel gilt jedoch: Sich und anderen zu verzeihen und sofern ein Schaden entstanden ist, diesen wieder gutzumachen (sofern möglich), sind die besten Strategien gegen übermäßige Schuldgefühle. Im Infokasten 9 werden stoische Übungen zum Umgang mit Schuldgefühlen beschrieben.

Infokasten 9: Umgang mit Schuld

Philosophisches Tagebuch: Gewöhnen Sie sich eine *Abendroutine* an und schreiben oder reflektieren Sie, inwieweit Sie am jeweiligen Tag gut gehandelt haben oder nicht. Wenn Sie nicht tugendhaft waren, verzeihen Sie sich dies und nehmen sich vor, es beim nächsten Mal besser zu machen. Sie können die einzelnen Tugenden, die Ihnen wichtig sind, auch auflisten und dann jeweils den Fokus auf diejenigen lenken, die Sie fördern wollen, wie Benjamin Franklin das praktiziert hat. Franklin beschreibt in seiner Autobiografie, wie er eine Liste mit 13 Tugenden erstellte (u. a. Enthaltsamkeit, Schweigen, Sparsamkeit, Fleiß, Genügsamkeit, Gemütsruhe), über die er sich dann regelmäßig Rechenschaft abgab. Hierbei wandte er sich jeweils nur einer Tugend für etwa einen Monat zu, um bessere Effekte zu erzielen. Einige der von ihm genannten Tugenden sind durchaus stoisch (Genügsamkeit, Gemütsruhe).

Übung Selbstmitgefühl: Paul Gilbert schlägt in seinem Buch Mindful Compassion eine kurze Selbstmitgefühl-Pause vor. Diese geht folgendermaßen: Legen Sie Ihre Hand aufs Herz, machen Sie erst einige Tiefe Atemzüge und sagen Sie sich dann diese drei Sätze: (1) Das ist ein Moment des Leidens; (2) Leiden ist Teil des Lebens aller Menschen; (3) Möge ich Selbstmitgefühl für mich in diesem Moment verspüren. (Gilbert & Choden, 2013, S. 270)

Umgang mit Traurigkeit

„Solange nicht die Vernunft unsere Tränen beendet, wird das Schicksal es nicht tun." (Seneca, zitiert aus Salzgeber, 2019, S. 245)

Vor einiger Zeit erfuhr ich vom Tod eines sehr guten Freundes und Mentors. Das löste Trauer und Wut in mir aus, letzteres, weil es ihn so jung getroffen hatte. In solchen Momenten wird uns bewusst, dass alles vergänglich – und nichts von Bestand ist. Im Grunde sind wir der Wahrheit dadurch näher, als wenn wir nicht trauern. Langanhaltende Traurigkeit und Depression beruhen jedoch, wie die ausgeprägte Wut, Schuld und Angst, auf dysfunktionalen Werturteilen, wie beispielsweise, dass uns negative Ereignisse schon nicht treffen werden, oder dass wir nie wieder glücklich sein können, sofern sie eintreten. Die Emotion der Trauer nach einem Verlust ist hierbei nicht das Problem, sondern wenn sie der Vernunft nicht mehr gehorcht (Hossenfelder, 2013). Epiktet sagte deshalb:

„Wann immer du siehst, dass jemand über den Tod eines Kindes oder den Verlust des Vermögens trauert, lass dich nicht vom Eindruck mitreißen, dass der betreffende in äußerer Bedrängnis ist, sondern habe sofort folgenden Gedanken parat: Was diesen Menschen niederdrückt, ist nicht das Ereignis selbst (denn es gibt schließlich Menschen, die es nicht niederdrückt), sondern seine Ansicht darüber." (Epiktet, Encheiridion, 17)

Wir wissen inzwischen, dass Epiktets Aussagen oft sehr drastisch ausfallen. Aus heutiger Perspektive ist das schwer nachzuvollziehen, denn der Tod des eigenen Kindes wird wohl die meisten Menschen an den Abgrund ihrer Bewältigungsmöglichkeiten führen und Bedarf einer tieferen Trauerphase. Allerdings war die Kindersterblichkeit früher sehr hoch und betraf die meisten Familien. Epiktets Aussage, dass die Auswirkungen negativer Lebensereignisse von unseren Ansichten abhängen, ist jedoch auch aktuell ein wichtiges Element therapeutischen Vorgehens. Kognitive Verhaltenstherapeuten hinterfragen beispielsweise dysfunktionale Bewertungen ihrer

Patienten (wie u.a. „nur mit widerfährt Leid", „ich werde nie wieder glücklich sein") und versuchen hilfreiche, alternative Gedanken herauszuarbeiten. Um problematische Bewertungen zu identifizieren, stellt ein kognitiver Verhaltenstherapeut den Patienten verschiedene Fragen, die dazu beitragen sollen, eigene Bewertungsmuster zu hinterfragen, wie beispielsweise: *Beruht diese Annahme auf Tatsachen? Wo ist der Beweis für die Richtigkeit der Annahme/Gedanken? Was spricht für die Annahme, gibt es Gegenbeweise? Woher nehmen Sie, dass es in der Zukunft genauso sein wird?* (mod. nach Wilken, 2013, S. 93) Diese Technik wird als sokratischer Dialog bezeichnet und hat damit einen direkten Bezug zur Antike. Auch Aaron Beck, der Begründer der Kognitiven Verhaltenstherapie, hat sich auf die stoische Philosophie bezogen (Beck, 1967). Er war jedoch der Auffassung, dass nicht nur Bewertungen und Überzeugungen, sondern auch unlogische Denkprozesse (also die Art und Weise, wie wir denken) Ursache von negativen Emotionen und Depression sein können. In der kognitiven Verhaltenstherapie werden deshalb nicht nur problematische Denkinhalte (stoisch: Werturteile), sondern auch verschiedene Denkfehler herausgearbeitet, wie beispielsweise: *Alles-oder-Nichts-Denken, übertriebenes Verallgemeinern, Abwerten des Positiven, voreiliges Schlussfolgern, Übertreiben* (Katastrophisieren), *Sollte-Aussagen* und *sich selbst Schuld zuweisen* (mod. aus Burns, 2006, S. 54/55). Problematische Bewertungen und Denkfehler können also Traurigkeit aufrechterhalten, verstärken oder gar zu Depressionen führen.

Aber auch die Unterdrückung von Trauer ist keineswegs empfehlenswert. Es ist wichtig, dass wir unsere Trauer empfinden und zeigen, jedoch müssen wir uns nicht in Selbstmitleid und jahrelangem Schmerz verzetteln. Seneca empfiehlt eine milde Trauer und macht deutlich, dass langanhaltende Trauer in Situationen, die nicht zu ändern sind, niemandem nützt:

„Wenn aber der Gestorbene durch kein Zerschlagen der Brust zurückgerufen werden kann, wenn das unbewegliche und in Ewigkeit feststehende Geschick durch kein Jammern geändert wird und der Tod alles, was er dahingerafft hat, zurückzugeben verweigert, so höre der Schmerz auf, der ja doch verloren ist. Daher wollen wir uns beherrschen, und jene Gewalt soll uns nicht querfeldein mit sich fortreißen." (Seneca, Trostschrift Marcia, VI, 1)

Zusammenfassend ermutigen uns die Stoiker, dass wir uns nicht von der Trauer beherrschen lassen. Mittels Vernunft können wir uns bewusst machen, dass zu starke und langanhaltende Trauer zu nichts führt, außer zu noch mehr Schmerz und Leiden. Musonius Rufus soll einmal gesagt haben: *„Den Verstand nicht zu gebrauchen, bedeutet letztendlich, ihn zu verlieren."*

(Rufus, 2022) Ich würde aus Sicht der aktuellen Emotionsforschung eher sagen: *Akzeptanz von Verlust kann uns dabei helfen, dass das Leiden uns nicht beherrscht und wir unseren Verstand nicht verlieren.* Im Infokasten 10 werden hilfreiche Übungen zur Trauerbewältigung beschrieben. Bei langanhaltender Trauer oder Depression sollten Sie erwägen, eine professionelle Psychotherapie zu machen. Sofern Sie sich bei einer Übung unwohl fühlen, beenden Sie diese und versuchen Sie eine andere.

Infokasten 10: Trauer bewältigen

Moderate Trauer: Vor allem Seneca hat die moderate Trauer als hilfreich angesehen. Unsere Natur ist es, zu trauern, wenn wir jemanden verlieren, der bedeutsam für uns ist. Wir sollten die Trauer nicht unterdrücken, oder uns zu stark ablenken und einer Philosophie der Stärke anhängen. Trauern bedeutet auch, dass Tränen fließen. Die Stoiker haben uns jedoch vor der übermäßigen Trauer gewarnt, vor zu viel Drama und Selbstmitleid. In diesen Fällen verursachen oder verlängern wir die Trauer selbst.

Momento Mori: Machen Sie sich bewusst, dass alles endlich und vergänglich ist. So sind Sie vorbereitet, wenn Sie mit dem Tod oder Krankheit konfrontiert werden. Üben Sie sich in Dankbarkeit dafür, dass Sie am Leben sind und dass Sie in Ihrem Leben auch Momente der Freude und Verbundenheit spüren durften.

Amor Fati: Es ist oft schwer, manchmal scheint es nahezu unmöglich, Schicksalsschläge freudig anzunehmen und nicht mit dem eigenen Schicksal zu hadern. Aber alle antiken Weisheitslehren unterstreichen die Bedeutsamkeit, das eigene Schicksal gelassen hinzunehmen oder gar freudig zu empfangen, es also nicht anders zu wollen, als es kommt. Vielleich trägt das Ereignis dazu bei, das Beste in Ihnen handlungswirksam zu machen. Oder wie es Victor Frankl sagen würde: Transformieren Sie Ihr Leid in Sinn. Geben Sie sich hierzu die notwendige Zeit.

Psychotherapie oder Beratung: Bei langanhaltender Trauer oder Depression ist es angeraten, sich professionelle Hilfe zu suchen. Denn in diesem Falle entzieht sich der Affekt der Vernunft, wie die Stoiker es beschreiben würden. Eine Psychotherapie kann Sie dabei unterstützen, wieder ins Leben zurückzufinden.

Literatur

Adolphs, R., & Anderson, D. J. (2018). *The neuroscience of emotion.* Princeton University Press.

Aldao, A., Nolen-Hoeksema, S., & Schweizer, S. (2010). Emotion-regulation strategies across psychopathology: A meta-analytic review [Meta-Analysis]. *Clinical Psychology Review, 30*(2), 217–237. https://doi.org/10.1016/j.cpr.2009.11.004.

Barnow, S. (2012). Emotionsregulation und Psychopathologie. *Psychologische Rund-schau, 63*(2), 111–124. https://doi.org/10.1026/0033-3042/a000119.

Barnow, S. (2017). *Gefühle im Griff!* Springer.

Barnow, S., Prüßner, L., & Schulze, K. (2020). Flexible Emotionsregulation: Theoretische Modelle und Empirische Befunde. *Psychologische Rundschau, 71*, 288–302. https://doi.org/10.1026/0033-3042/a000494.

Barnow, S. H. (2020). *Handbuch Emotionsregulation: Zwischen psychischer Gesund-heit und Psychopathologie.* Springer.

Baumeister, R. F., & Landau, M. J. (2018). Finding the meaning of meaning: Emerging insights on four grand questions. *Review of General Psychology, 22*(1), 1–10. https://doi.org/10.1037/gpr0000145.

Beck, A. (1967). *Depression. Causes and treatment.* University of Pennsylvania.

Bellberg, G. (2021). *Der wilde Stoiker.* Amazon Media EU.

Burns, D. (2006). *Feeling good. Depression überwinden.* Junfermann Verlag.

Cherelus, G. (2022). How anger affects the body. *New York Times.* https://www.nytimes.com/2022/12/17/style/anger-body-health-effects.html.

Damasio, A., & Carvalho, G. B. (2013). The nature of feelings: Evolutionary and neurobiological origins. *Nature Reviews Neuroscience, 14*(2), 143–152. https://doi.org/10.1038/nrn3403.

Edwards, M. E., & Van Tongeren, D. R. (2019). Meaning mediates the association between suffering and well-being. *The Journal of Positive Psychology, 15*(6), 722–733.

Ekman, P. (2018). How emotions might work. In A. Fox, R. Lapate, A. Shackman, & R. J. Davidson (Hrsg.), *The nature of emotion* (S. xxvii). Oxford University Press.

Emmons, R. A., & McCullough, M. E. (2003). Counting blessings versus burdens: An experimental investigation of gratitude and subjective well-being in daily life. *Journal of Personality and Social Psychology, 84*(2), 377–389. https://doi.org/10.1037/0022-3514.84.2.377.

English, T., Lee, I. A., John, O. P., & Gross, J. J. (2017). Emotion regulation strategy selection in daily life: The role of social context and goals. *Motivation and Emotion, 41*(2), 230–242. https://doi.org/10.1007/s11031-016-9597-z.

Fideler, D. (2022). *Frühstück mit Seneca.* FinanzBuch Verlag.

Ford, B. Q., Karnilowicz, H., & Mauss, I. B. (2017). Understanding reappraisal as a multicomponent process: The psychological health benefits of attempting to use reappraisal depend on reappraisal success. *Emotion, 17*, 905–911. https://doi.org/10.1037/emo0000310.

Frankl, V. (2020a). Die innere Freiheit. In *Trotzdem Ja zum Leben sagen* (9. Aufl., S. 101–107). Penguin Random House Kösel.

Frankl, V. (2020b). *Trotzdem Ja zum Leben sagen* (Bd. 20. Aufl.). Penguin.

Gilbert, P., & Choden. (2013). *Mindful compassion.* Robinson.

Gracian, B. (2020). *Handorakel und Kunst der Weltklugheit.* Reclam.

Gross, J. J. (1998a). The emerging field of emotion regulation: An integrative review. *Review of General Psychology, 2*(3), 271–299. https://doi.org/10.1037/1089-2680.2.3.271. (New Directions in Research on Emotion).

Gross, J. J. (2014). *Handbook of emotion regulation* (2. Aufl.). Guilford Press. http://www.redi-bw.de/db/ebsco.php/search.ebscohost.com/login.aspx%3fdirect%3dtrue%26db%3dpsyh%26AN%3d2013-44085-000%26site%3dehost-live.

Gross, J. J. (2015). Emotion regulation: Current status and future prospects. *Psychological Inquiry, 26*(1), 1–26.

Grossmann, I., Dorfman, A., Oakes, H., Santos, H. C., Vohs, K. D., & Scholer, A. A. (2021). Training for wisdom: The distanced-self-reflection diary method. *Psychological Science, 32*(3), 381–394. https://doi.org/10.1177/0956797620969170.

Heraklit. (1940). *Fragmente. Griechisch–Deutsch. Sammlung Tusculum* (B. Snell, Ed. 14th ed., Bd. 2. Aufl.). Ernst Heimren Verlag.

Hofmann, S. G., Heering, S., Sawyer, A. T., & Asnaani, A. (2009). How to handle anxiety: The effects of reappraisal, acceptance, and suppression strategies on anxious arousal [Randomized Controlled Trial Research Support, N.I.H., Extramural]. *Behaviour Research and Therapy, 47*(5), 389–394. https://doi.org/10.1016/j.brat.2009.02.010.

Hossenfelder, M. (2013). *Antike Glückslehren. Quellen zur hellenistischen Ethik in deutscher Übersetzung*. Kröner.

Irvine, W. (2019). *The Stoic challenge*. Nortin & Company.

James, W. (2015). *The principles of psychology*. CreateSpace Independent Publishing Platforms.

Kahneman, D. (2003). A perspective on judgment and choice: Mapping bounded rationality [Research Support, U.S. Gov't, Non-P.H.S. Review]. *American Psychologist, 58*(9), 697–720. https://doi.org/10.1037/0003-066X.58.9.697.

Kahnemann, D. (2013). *Thinking, fast and slow*. Penguin Books

Kierkegaard, S. & Eichler, U. (1992). *Der Begriff Angst* (1. Aufl.). Reclam, Philipp.

Killam, A. (2015). How to find meaning in suffering. Scientific American. https://www.scientificamerican.com/article/how-to-find-meaning-in-suffering/.

Kitzler, A. (2014). *Wie lebe ich ein gutes Leben?* Pattloch Verlag.

Knutson, B., Adams, C. M., Fong, G. W., & Hommer, D. (2001). Anticipation of increasing monetary reward selectively recruits nucleus accumbens. *The Journal of Neuroscience, 21*, 1–5.

Kraiss, J. T., Ten Klooster, P. M., Moskowitz, J. T., & Bohlmeijer, E. T. (2020). The relationship between emotion regulation and well-being in patients with mental disorders: A meta-analysis. *Comprehensive Psychiatry, 102*, 152189. https://doi.org/10.1016/j.comppsych.2020.152189.

Lama, D. (2018). *Dem Leben einen Sinn geben*. Knaur.Leben.

Lazarus, R. S. (1966). *Psychological stress and the coping process*. McGraw-Hill.

Lyubomirsky, S., Sheldon, K. M., & Schkade, D. (2005). Pursuing happiness: The architecture of sustainable change. *Review of General Psychology, 9*(2), 111–131. https://doi.org/10.1037/1089-2680.9.2.111.

Macaro, A. (2018). *More than happiness: Buddhist and Stoic wisdom for a sceptical age*. icon Books.

Mandela, N. (2014). Nelson Mandela. *Der lange Weg zur Freiheit.* Fischer E-Book

McRae, K., & Zarolia, P. (2020). Cognition and emotion in emotion dysregulation. In T. Beauchaine & S. E. Crowell (Hrsg.), *The Oxford handbook of emotion dysregulation* (S. 39–54). Oxford Univesity Press.

Milyavsky, J. et. al. (2019). To reappraise or not to reappraise? Emotion regulation choice and cognitive energetics. *Psychological Science.* https://doi.org/10.1037/emo0000498

Nussbaum, M. (1994). *The therapy of desire.* Princeton University Press.

Nussbaum, M. C. (2015). Transitional anger. *Journal of the American Philosophical Association, 1*(1), 41–56. https://doi.org/10.1017/apa.2014.19.

Ougrin, D. (2011). Efficacy of exposure versus cognitive therapy in anxiety disorders: systematic review and meta-analysis. *BMC Psychiatry, 11*(200). https://doi.org/10.1186/1471-244X-11-200

Pigliucci, M. (2019). *Die Weisheit der Stoiker. Ein philosophischer Leitfaden für stürmische Zeiten.* Piper.

Pigliucci, M., & Lopez, G. (2019). *Live like a Stoic: 52 exercises for cultivating a good life.* Penguin: Random House.

Polat, B., Riches, E., & Valladares, A. (2021). *Stoic week handbook for students.* Modern Stoicism Ltd. https://modernstoicism.com/wp-content/uploads/2022/10/Stoic-Week-for-Students-Handbook.pdf. Zugegriffen: 5. März 2023.

Pruessner, L., Barnow, S., Holt, D. V., Joormann, J., & Schulze, K. (2020). A cognitive control framework for understanding emotion regulation flexibility. *Emotion, 20*(1), 21–29. https://doi.org/10.1037/emo0000658.

Robertson, D. (2010). *The philosophy of cognitive-behavioral-therapy (CBT): Stoic philosophy as rational and cognitive therapy.* Karnac.

Rufus, M. (2022). *Die Kunst, trotz Mühsal gut zu leben.* FinanzBuch Verlag.

Rüther, M. (2022). *Als Stoiker leben: Was wir wissen und üben müssen.* wbg Theiss.

Salzgeber, J. (2019). *Das kleine Handbuch des Stoizismus.* Finanzbuch Verlag.

Scherer, K. R. (1988). Criteria for emotion antecedent appraisal: A review. In V. Hamilton, G. H. Bower, & N. H. Frijda (Hrsg.), *Cognitive perspectives on emotion and motivation* (S. 89–126). Dordrecht.

Scherer, K. R. (2009). The dynamic architecture of emotion: Evidence for the component process model. *Cognition & Emotion, 23*(7), 1307–1351. https://doi.org/10.1080/02699930902928969.

Schmidt, A. (2020). *Amor fati – Umarme dein Schicksal!* https://www.stoa-heute.de/2021/11/26/amor-fati-umarme-dein-schicksal/. Zugegriffen: 18. März 2023.

Seery, M. D., Holman, E. A., & Silver, R. C. (2010). Whatever does not kill us: Cumulative lifetime adversity, vulnerability, and resilience. *Journal Personality Social Psychology, 99*(6), 1025–1041. https://doi.org/10.1037/a0021344.

Seneca, A. (2011). *Von der Gemütsruhe.* Vergangenheitsverlag (1925).

Seneca, A. L. (2014). *Der Weise ist sich selbst genug.* Reclam.

Seneca, L. A. (1976). *Philosophische Schriften: Erster Band.* Wissenschaftliche Buchgesellschaft.

Sheldon, K. M., & Lyubomirsky, S. (2006). How to increase and sustain positive emotion: The effects of expressing gratitude and visualizing best possible selves. *The Journal of Positive Psychology, 1*(2), 73–82. https://doi.org/10.1080/17439760500510676.

Sherman, N. (2022). *Stoische Weisheit: Alte Lektionen für moderne Resilienz.* FinanzBuch Verlag.

Southward, M. W., Altenburger, E. M., Moss, S. A., Cregg, D. R., & Cheavens, J. S. (2018). Flexible, yet firm: A model of healthy emotion regulation. *Journal Clinical Psychology, 37*, 231–251. https://doi.org/10.1521/jscp.2018.37.4.231.

Stemich Huber, M. (1996). *Heraklit: Der Werdegang des Weisen.* B.R. Grüner.

Stolz, E. (2020). *Die 10 geheimen Lehren des Stoizismus.* RIGV.

Trillitzsch, W. (2022). *Senecas Beweisführung.* De Gruyter.

Vazquez, M. (2022). *Invicto: Unbezwingbar.* FinanzBuch Verlag.

Valsangiacomo, F. (2022). Denkbrocken. Blog https://denkbrocken.com/2018/09/16/benjamin-franklin-selbstpruefung/.

Waller, G., Salas-Duhne, P. G., & Dawson, J. (2018). The role-of exposure in treatment of anxiety disorders: A meta-analyses *International Journal of Psychology and Psychological Treatment, 18,* 111–141.

Webb, T. L., Miles, E., & Sheeran, P. (2012). Dealing with feeling: A meta-analysis of the effectiveness of strategies derived from the process model of emotion regulation [Meta-Analysis Research Support, Non-U.S. Gov't Review]. *Psychological Bulletin, 138*(4), 775–808. https://doi.org/10.1037/a0027600.

Wilken, B. (2013). *Methoden der kognitiven Umstrukturierung.* Kohlhammer Verlag.

Worthmann, M., & Jung, L. S. (26. Februar 2023). Immer weiter. *Zeit Online.* https://www.zeit.de/2023/09/christine-thuermer-langstreckenwandern-glaube-selbstfindung?utm_referrer=https%3A%2F%2Fwww.google.com%2F.

Prinzip 4: Gemeinschaftliches, soziales Engagement statt Fokus auf Egozentrismus

Sei dir des Seins insgesamt bewusst, von dem du ein winziges Teilchen bist, und der ganzen Ewigkeit, von der dir ein kurzer und winzig kleiner Abschnitt zugeteilt ist, und des unausweichlichen Schicksalsplanes: Welcher Bruchteil davon du bist? (Aurel, 5.24)

Zusammenfassung Eine zu starke Gewichtung eigener Interessen führt uns weg von der Gemeinschaft und bewirkt eine verstärkte Selbstaufmerksamkeit. Letztere kann mit vermehrten Grübeleien einhergehen und Emotionen wie Ärger und Angst befördern, sofern wir unser Ego als bedroht ansehen. Ziel der Stoiker war es deshalb, das Ego so weit wie nötig zu minimieren und im Sinne der Gemeinschaft zu handeln. Das beinhaltet jedoch nicht, eigene Ziele und Werte aufzugeben.

Der Stoiker Cato der Jüngere wird oft als Beispiel genannt, wenn es um stoische Tugenden wie Einfachheit, Mut und Disziplin geht. Aber ich glaube, seine größte Tugend war seine Selbstlosigkeit und sein Engagement für die Gemeisnchaft. Er lebte einfach, verrichtete auch schwere Arbeiten auf seiner Farm selbst, er kleidete sich ohne jeglichen Luxus, setzte sich der Kälte und Hitze und selbstbestimmter Armut aus, und er engagierte sich gegen Korruption. Als er gegen Julius Cäsar zu Felde zog, um für die Rechte der Republik zu kämpfen, und abzusehen war, dass der Kampf verloren sein würde, tötete er sich selbst, obwohl er mit Milde hätte rechnen können (Whiting & Konstantakos, 2021). Dieses Beispiel mag extrem erscheinen. Cato symbolisiert jedoch, was die Stoiker als stoischen Weisen ansahen, eine

Person, die ihr Ego im Sinne der Gemeinschaft zurückstellt ohne sich jedoch dem Zeitgeist zu unterwerfen oder es anderen recht machen zu wollen. Gleichzeitig zeigt sein Leben, dass es darauf ankommt, stoische Prinzipien wie Einfachheit, Disziplin und vor allem Mut auch in die Lebenspraxis zu integrieren. Epiktet, der ähnlich wie Cato ein einfaches Leben führte, sagte:

> *„Du musst dich entscheiden: Entweder arbeitest du für deine Seele oder für die äußeren Dinge. Entweder bemühst du dich um das Innere oder um das Äußere."*
> (Epiktet, Handbuch, 29)

Das Innere zu entwickeln, beinhaltet keinesfalls, sich dem Ego zu stark zuzuwenden, sondern es im Sinne der Selbsterkenntnis zu bilden und zu verbessern. Die Stoiker haben großen Wert daraufgelegt, problematische Bedürfnisse und Forderungen des Egos, die sich in falschen Überzeugungen und Einstellungen manifestieren, zu entlarven und zu minimieren. Minimalisieren bedeutet jedoch nicht Selbstaufgabe, Resignation, Leugnung des Egos, sondern es stattdessen als das zu sehen, was es ist: eine Konstruktion unseres Geistes (Hadot, 1995, S. 207). Aurelius nutzte die Technik der negativen Visualisierung um sein Ego abzuschwächen, und schrieb in sein Tagebuch:

> *„Der faulige Rest der Materie, aus der alles besteht: Wasser, Staub, Knochen, Gestank. Andererseits sind auch die Marmorblöcke nur Verhärtungen der Erde, Gold und Silber nur der Bodensatz, die Kleidung nur Haare, der Purpur nur Blut, und für alles andere gilt entsprechendes. Selbst die Atemluft ist eigentlich etwas dieser Art und verwandelt sich aus dem einen in das andere."* (Aurel, 9.36)

Hier wird beschrieben, was uns biologisch gesehen ausmacht, Materie, Blut, Knochen und Atmung usw. – Phänomene also, die nicht Bestand haben, sondern der Veränderung unterliegen und sich kaum als ein selbstständiges Etwas zusammenfassen lassen, das der Bewunderung bedarf. Auch der Geist ist kein fester Bestandteil, sondern ändert sich permanent. Das ähnelt buddhistischen Meditationstechniken, wobei die Anhaftung an das Ego und seine Wünsche über die Vorstellung desselben als Anhäufung von Fleisch, Knochen, Blut, und Sekreten überwunden werden soll. Wir können uns die Auflösung dieser körperlichen Prozesse vorstellen, um uns zu vergegenwärtigen, dass alles vergänglich ist, und das trifft auch auf das Ego zu. Was bleibt, ist stoisch gesehen das leitende Prinzip, das nicht personell ist, sondern universell, *die Vernunft, die alles ins rechte Licht rückt.* Wenn wir dem leitenden Prinzip folgen, und nicht unseren unbeständigen Impulsen des Egos, werden wir nicht mehr *hin und hergerissen von selbstsüchtigen Impulsen.*

Die Aufforderung, das eigene Ego als nicht beständig und unabhängig von anderen Phänomenen zu sehen, löst möglicherweise Befremden aus. Gilt es doch vor allem in den westlichen Ländern, das Ego als omnipotent zu präsentieren und zu schützen. Vor einiger Zeit las ich beispielsweise in einem Buch über einen Workshop, in dem die Teilnehmer ihr Ego so darstellen sollten, wie sie es auf Instagram präsentieren, und auf der anderen Seite des Blattes ihr wahres Erleben. Angst, Frustration und Langeweile kamen auf Instagram nicht vor, waren aber häufige Befindlichkeiten des privaten Egobilds.

Ein Grund für die öffentliche positive Zurschaustellung des Egos mag sein, dass wir in einer Gesellschaft leben, die auf Selbstoptimierung ausgerichtet ist. Es ist gewollt, sich im besten Licht zu präsentieren und darüber verlernen wir u. a. die Fähigkeit zur Toleranz gegenüber verschiedenen Anteilen des Egos, vor allem solchen, die gesellschaftlich negativ konnotiert werden, wie Misserfolge oder jene Anteile, die eine geringe Selbstkontrolle implizieren. Stattdessen präsentieren wir eine Art Super-Ego, in dem alle Schwächen und Ambivalenzen verborgen werden. Aber wir können diese Anteile nicht vor uns selbst verbergen und das kann zu Scham und dem Gefühl führen, dass das Ego fragil ist und geschützt werden muss.

Das Problem der erhöhten Selbstaufmerksamkeit: Grübeln

Die Annahme, dass eigene Ego nicht überzubewerten und ihm zu viel Aufmerksamkeit zu schenken, da sich dies langfristig negativ auf unser Wohlbefinden auswirken kann, ist durch eine Übersichtsarbeit (Metaanalyse) bestätigt worden (Mor & Winquist, 2002). Hierbei zeigte sich, dass eine erhöhte Selbstaufmerksamkeit nicht nur häufig Folge negativer Gefühle ist, sondern Gefühle wie Angst, Traurigkeit, Zweifel verstärkt, indem wir beispielsweise beginnen zu grübeln. Grübeln ist eine problematische Emotionsregulationsstrategie, da es meist zu keiner Lösung kommt, und wir uns stattdessen immer stärker in das negative Gefühl, das Ursache der Grübelei war, hineinsteigern (Nolen-Hoeksema & Morrow, 1991). Eine Vielzahl von Studienergebnissen zeigen, dass verstärktes Grübeln ein wesentlicher Prädiktor für Depression und Angst ist, und in einer Metaanalyse unserer Arbeitsgruppe fanden wir heraus, dass Grübeln den stärksten Zusammenhang mit depressiven Symptomen aufwies, selbst im Vergleich zu anderen, ebenfalls eher nicht hilfreichen Strategien zur Emotionsregulation, wie Vermeidung und Unterdrückung von Gefühlen (Barnow et al., 2013; siehe auch Abb. 1 im Kap. 5). In der bereits oben zitierten Übersichtsarbeit von Mor und Winquist wurden zudem weitere Befunde zusammengefasst, die belegen, dass ein zu starker Fokus auf das Ego im Sinne des Egozentrismus, mit geringerem Wohlbefinden, geringerem langfristigen beruflichen Erfolg, erhöhtem Risiko für soziale Isolation/Einsamkeit und schlechterer körperlicher Gesundheit assoziiert ist (Mor & Winquist, 2002).

Allerdings führt das Hinterfragen des Egos nicht unmittelbar zur Befreiung, sondern stattdessen erst einmal zur Verunsicherung – und zwar umso stärker, je mehr in der jeweiligen Gesellschaft die Bedeutung des Egos betont wird, wie der Wissenschaftsjournalist Steve Ayan in seinem Buch *Ich und andere Irrtümer* (Ayan, 2019) berichtet. Das ist nicht überraschend, denn in westlichen Industrienationen wird das Ego hofiert, und Menschen mit ausgeprägtem Selbstwertgefühl erhalten kurzfristig mehr Anerkennung als solche, die sich bescheiden zurückhalten. So zeigte sich in einer kürzlich publizierten Übersichtsarbeit, in der die Daten von 299 Stichproben (126.916 Personen) eingingen, dass die unrealistische, positive Selbstüberschätzung unmittelbar mit besserem Wohlbefinden einhergeht und dieses sogar kurzfristig vorhersagte. Das Fazit der Autoren: Je positiver das eigene Ego dargestellt wurde, desto besser fühlten sich die Studienteilnehmer (Dufner et al., 2019). Steht das nicht im Widerspruch zu den oben berichteten Befunden? Ich denke nicht, denn in dieser Übersichtsarbeit ging es um die kurzfristigen Folgen positiver Selbsteinschätzungen, nicht jedoch um langfristige Assoziationen mit Glück und Wohlbefinden, zudem wurde die Bedeutung einer erhöhten Selbstaufmerksamkeit nicht untersucht.

In der Psychologie wird die Tendenz, das eigene Ego zu erhöhen und sich positiver darzustellen, als man ist, als *Introspektionsfehler* beschrieben. Dabei geht es darum, dass wir unser Ego auf Grundlage unserer inneren Erlebenswelt bewerten (die nur uns zugänglich ist), während wir zur Bewertung anderer Personen deren Verhalten heranziehen (was eine objektivere Bewertungsgrundlage darstellt). Vor allem in den westlichen Industrienationen glauben viele Menschen, dass ihre innere Erfahrungswelt reicher und vielfältiger ist als die der Anderen (Pronin, 2009) und sie somit anderen Menschen überlegen sind.

Allerdings haben die zu starke Betonung und positive Herausstellung des Egos langfristig ihren Preis. Es sind zunächst der Charme, die Durchsetzungsfähigkeit und das (oft aufgesetzte) Selbstbewusstsein selbstverliebter Menschen, die zu Bewunderung und Anerkennung führen können. Erst später bemerken andere die eigennützigen Motive dahinter, was eine deutliche Reduktion der Beliebtheit auf längere Sicht nach sich zieht, wie die Ergebnisse einer kürzlich publizierten Studie belegen (Leckelt et al., 2015). Zudem zeigen Personen mit erhöhten Narzissmuswerten eine verstärkte Stressreaktion auf negative Emotionen im Alltag[1] (Cheng et al., 2013), sie leiden also selbst unter ihrem Egozentrismus.

Eine Psychotherapeutin und gute Freundin, die das Manuskript in einem früheren Stadium las und kommentierte, wies mich darauf hin, dass der Begriff der Eigenliebe doch eigentlich falsch sei, denn die meisten Menschen würden sich keinesfalls selbst lieben, und es sei ja gerade ein Problem vieler ihrer Patientinnen, dass sie sich selbst nicht mögen. Ich stimme ihr hier teilweise zu, und es ist ebenso problematisch, das eigene Ego zu stark zu hinterfragen oder sich selbst ständig zu kritisieren. Grundsätze wie *Ich bin weniger wert als andere* oder *Ich bin nicht liebenswert* oder *Andere sind attraktiver, glücklicher als ich* sind letztendlich genauso wenig hilfreich wie eine überzogene Selbstdarstellung, das sollten wir bei der Interpretation der Befunde berücksichtigen. Nichtsdestoweniger geht auch eine niedrige Bewertung des Egos mit einer erhöhten Selbstaufmerksamkeit einher.

Aus stoischer Perspektive ist die Überzeugung, dass die Verwirklichung egozentrischer Interessen uns glücklicher machen wird, nicht hilfreich für unser Wohlbefinden. Denn daraus können Verlangen nach Anerkennung oder Gefühle wie Aggression, Neid und Missgunst resultieren. Seneca betonte deshalb, dass eine zu große Eigenliebe mit der Separation des Egos von der Gemeinschaft einhergehen kann. Selbstüberschätzung und Egozentrismus wurden von den Stoikern als Hindernis für die innere Freiheit und Eudämonie beschrieben:

> *„Sei nicht stolz auf einen Vorzug, der nicht dein eigener ist. Wenn ein Pferd in seinem Stolz sagen würde: „Ich bin schön", so wäre das noch erträglich. Aber wenn du mit Stolz behaupten würdest: „Ich habe ein schönes Pferd", dann musst du bedenken, dass du nur auf die Schönheit deines Pferdes stolz bist. Was gehört also dir?"* (Epiktet, Handbuch, 6)

Aurelius, Seneca und Epiktet fokussieren darauf, das Individuum als Bestandteil der universalen Vernunft, dessen Aufgabe es ist „gemäß der eigenen Natur zu leben und zu handeln", zu definieren. Mit anderen

---

[1] Gemessen über Stress-Biomarker wie Kortisol und Alphaamylase.

Worten, wir sind zuallererst einmal ein Teil von etwas, das über uns hinausragt und in das wir zurückkehren. *So lange wir der Illusion anhängen von anderen Menschen getrennt zu sein, können wir nicht zu uns finden.*

Oder, wie Gandhi es formuliert hat: Wir müssen lernen *„uns zur Null werden zu lassen"* (Easwaran, 2008, S. 98). Dieses *zur Null werden* bezieht sich darauf, die eigenen Wünsche und Affekte wahrzunehmen, ohne sie als unabänderliche Phänomene des Egos zu betrachten und ihnen unmittelbar nachzugeben. Egozentrische Wünsche sollten wir reduzieren, denn sie beruhen häufig auf falschen Werturteilen (u. a. der Idee, dass uns äußere Bedingungen wie Ruhm und Luxus glücklich machen oder dass wir von anderen Menschen getrennt sind). Seneca beschreibt in seiner Schrift über die Milde, wie bedeutsam der Fokus auf die Gemeinschaft und Verbundenheit für die Stoiker war:

> *„Doch keine Schule ist gütiger und sanfter, keine mehr zugetan den Menschen und um das Gemeinwohl besorgter, nämlich dass es ihr Vorsatz sei, Nutzen zu stiften und Hilfe zu leisten, nicht nur für sich, sondern für alle und jeden einzelnen sich Gedanken zu machen."* (Seneca, Über die Milde, II.3.3, zitiert aus Rüther, 2022, S. 55)

Im Kapitel 4 zum Prinzip 2 (Unabhängigkeit vom Materiellen) habe ich diskutiert, wie Einkommen und Glücklichsein miteinander zusammenhängen, wobei sich zwar signifikante Zusammenhänge ergaben, diese jedoch geringer ausfielen als erwartet (Kahneman & Deaton, 2010). Allerdings ist dies auch abhängig davon, wie und für was wir unser Geld verwenden. So zeigte eine in der Zeitschrift Science publizierte Studie, dass Personen, die ihr Geld überwiegend für eigene Zwecke verwenden, weniger davon profitieren (wobei die hierfür aufgewendete Summe keinen Einfluss auf das eigene Glückserleben hatte) als bei Personen, die ihr Geld auch für soziale Zwecke ausgaben. Wurde das Geld für soziale Zwecke gespendet, ergab sich ein signifikanter Zusammenhang zwischen der gespendeten Summe und dem eigenen Wohlbefinden. In weiteren Untersuchungen ergab sich, dass prosoziales Spenden das spätere Ausmaß an Glücksgefühlen vorhersagte (also ein kausaler Zusammenhang bestand) (Dunn et al., 2021). Diese Befunde sprechen dafür, dass das Engagement für die Gemeinschaft und das schließt die Familie, Kinder, Freunde ein, sich vielfach positiv auf das eigene Leben und Wohlbefinden auswirken kann, während ein zu starker

Fokus und Befriedigung eigener Wünsche negativ mit Lebenszufriedenheit assoziiert war. Seneca drückte das folgendermaßen aus:

„Wenn du geliebt werden willst, liebe." (Seneca, Briefe, 1.9.6)

Das Ego ist wie ein Fluss, der beständig in den Ozean fließt. Wir nehmen es jedoch als etwas Festes, Beständiges wahr. Das birgt das Problem in sich, dass wir glauben, uns nicht verändern zu können. Wenn wir jedoch stattdessen von Ego-Zuständen oder Prozessen sprechen, die uns im Augenblick bewusstwerden, bestimmt das Ego nur den winzigen Augenblick im Hier und Jetzt, den Neurowissenschaftler mit etwa fünf Sekunden beziffern. Hierbei erreichen jede bewusste Wahrnehmung und jeder Gedanke erst etwa eine Drittelsekunde nach dem eigentlichen Reiz unser Bewusstsein, die Information ist also bereits veraltet, bevor sie uns bewusstwird (Dehaene & Changeux, 2011). Das Ego manifestiert sich also in Bewusstseinsströmen oder Zuständen, die temporär sind, es ist keinesfalls etwas Stabiles, unveränderliches. Der oben bereits erwähnte Nobelpreisträger Daniel Kahneman schlägt deshalb vor, *unsere Bewertungen auf das Hier und Jetzt zu beziehen und hierbei Vergangenheit oder Zukunft nicht zu stark zu gewichten, denn dies würde die Einschätzung des aktuellen Moments maßgeblich beeinflussen.*
Der Schriftsteller Murakami hat in seinem Beitrag im New Yorker (Murakami, 2019), in dem es um seinen Vater geht, auf wunderbare Weise beschrieben, wie entscheidend es ist, dass wir uns als Teil eines Ganzen verstehen, denn unsere Existenz lässt sich nur im Zusammenhang mit anderen Menschen verstehen und verleiht sich dadurch Sinn:

„It became clear to me that everything that had happened in my father's life and in my life was accidental… To put it another way, imagine raindrops falling on a broad stretch of land. Each one of us is a nameless raindrop among countless drops. A discrete, individual drop, for sure, but one that's entirely replaceable. Still, that solitary raindrop has its own emotions, its own history, its own duty to carry on that history. Even if it loses its individual integrity and is absorbed into a collective something. Or maybe precisely because it's absorbed into a larger, collective entity."[2]

---

[2] *Deutsch (übersetzt durch Autor): Es wurde mir bewusst, dass alles was im meinem und dem Leben meines Vaters passierte, dem Zufall unterlag … Oder um es anders auszudrücken, man stelle sich Regentropfen vor, wie sie auf ein größeres Stück Land fallen. Jeder von uns ist ein namenloser Regentropfen, zwischen unzähligen anderen. Ein diskreter, individueller Tropfen, jedoch einer der ohne Umstände austauschbar ist. Dieser individuelle Regentropfen hat Gefühle, seine eigene Geschichte und Pflichten zu erfüllen, auch wenn er seine persönliche Integrität verlöre und aufgesogen würde in ein kollektives Etwas. Oder, vielleicht, gerade weil er absorbiert ist in etwas Größeres, in eine kollektive Einheit.*

Resümee Gemeinschaft statt Egozentrismus

Das Ego ist keinesfalls eine fest in uns installierte Instanz, und doch möchte niemand bestreiten, dass es eine Art Beobachterin gibt, die alle innerlichen und äußerlichen Prozesse betrachtet und bewertet und die wir für unsere Identität halten. Im Grunde handelt es sich dabei um ein Metabewusstsein, dass einerseits hilfreich ist (denn ohne die Illusion des Selbst wären wir verloren), andererseits aber zum Problem werden kann, wenn wir zu stark daran anhaften und es zum ausschließlichen Ziel unseres Lebens machen, den Forderungen nach Macht, Ruhm, Anerkennung, Erfolg und anderen Wünschen nachzugeben. Deshalb haben die Stoiker vorgeschlagen, sich von diesen egozentrischen Wünschen zu distanzieren. Sie waren der Überzeugung, dass wir nur ein winziger Bestandteil einer über uns stehenden Natur sind, die einem höherem Zweck dient und gut ist. Der eigentliche Zweck unseres Daseins ist es demnach, nach Selbstverbesserung zu streben und uns in den Dienst der Gemeinschaft zu stellen, denn nur so erfüllen wir unsere wahre Natur. Innere Ruhe entsteht in uns, wenn wir unser Bestes geben und mit anderen zusammenarbeiten, die das gleiche Ziel haben. Aktuelle wissenschaftliche Befunde stützen die Annahmen der Stoiker und zeigen, dass ein überhöhtes Ego und Selbstaufmerksamkeit sich negativ auf viele Facetten von Wohlbefinden auswirken können (Mor & Winquist, 2002) und dass Selbstakzeptanz und ein auf das Wohlergehen der Gemeinschaft ausgerichtetes Wertesystem Wohlbefinden fördert (Ryff, 1998). Es geht also letztendlich darum, eine gute Balance zwischen eigenen Interessen/Bedürfnissen und gemeinschaftlichem Engagement zu finden.

Übungsteil: Umgang mit dem Ego

1. Stoische Abendroutine
Setzen Sie sich in eine bequeme aufrechte Haltung. Der Blick ist entspannt nach vorn ausgerichtet. Fokussieren Sie sich jetzt auf Ihre Atmung, wenn Sie wollen, schließen Sie die Augen. Folgen Sie der Ein- und Ausatmung, ohne diese zu beeinflussen. Lassen Sie Ihre Gedanken und Gefühle oder Körpersensationen vorbeiziehen und kehren Sie stets zur Atmung zurück, ohne zu bewerten. Nach etwa 3 min reflektieren Sie über Ihr Verhalten des Tages:

* Inwieweit waren Sie gerecht und aufrichtig?
* Haben Sie heute im Sinne der Gemeinschaft gehandelt? Das schließt auch Ihre Familie, Eltern, engen Freunde mit ein.

Beantworten Sie diese Fragen ehrlich, ohne jedoch Ihre Antworten zu bewerten oder sich in ihnen zu verlieren. Beenden Sie die Übung und schreiben Sie Ihre Gedanken und Gefühle kurz nieder.

2. Perspektivwechsel: Mit anderen Augen sehen

Betrachten Sie sich für einen Moment aus der Perspektive Ihrer Partnerin oder Ihres Partners, von Arbeitskollegen oder Ihres Feindes. So erkennen Sie wie andere sie sehen. Nutzen Sie diesen Perspektivwechsel um sich zu fragen: Wen sehen diese Personen: jemanden der primär seinen eigenen Interessen nachgeht? Oder jemanden, der oder die sich auch der Gemeinschaft verpflichtet fühlt. Leiten Sie daraus ab, was Sie besser machen könnten.

Literatur

Ayan, S. (2019). *Ich und andere Irrtümer*. Klett-Cotta.

Barnow, S., Aldinger, M., Ulrich, I., & Stopsack, M. (2013). Emotionsregulation bei Depression: Ein multimethodaler überblick. = Emotion regulation in depression: An overview of results using various methods. *Psychologische Rundschau, 64*(4), 235–243. https://doi.org/10.1026/0033-3042/a000172.

Cheng, J. T., Tracy, J. L., & Miller, G. E. (2013). Are narcissists hardy or vulnerable? The role of narcissism in the production of stress-related biomarkers in response to emotional stress. *Emotion, 13*, 1004–1011. https://doi.org/10.1037/a0034410.

Dehaene, S., & Changeux, J. P. (2011). Experimental and theoretical approaches to conscious processing. *Neuron, 70*, 200–227. https://doi.org/10.1016/j.neuron.2011.03.018.

Dufner, M., Gebauer, J. E., Sedikides, C., & Denissen, J. J. A. (2019). Self-enhancement and psychological adjustment: A meta-analytic review. *Personality and Social Psychology Review, 23*, 48–72.

Dunn, E. W., Aknin, L. B., & Norton, M. L. (2021). Spending money on others promotes happiness. *Science, 319*, 1687–1688.

Easwaran, E. H. (2008). *Die Upanischaden*. Goldmann.

Hadot, P. (1995). *Philosophy as a way of life*. Blackwell.

Kahneman, D., & Deaton, A. (2010). High income improves evaluation of life but not emotional well-being. *PNAS, 107*, 16489–16493. https://doi.org/10.1073/pnas.1011492107.

Leckelt, M., Kufner, A. C., Nestler, S., & Back, M. D. (2015). Behavioral processes underlying the decline of narcissists' popularity over time. *Journal Personality Social Psychology, 109*(5), 856–871. https://doi.org/10.1037/pspp0000057.

Mor, N., & Winquist, J. (2002). Self-focused attention and negative affect: A meta-analysis. *Psychological Bulletin, 128*(4), 638–662. https://doi.org/10.1037/0033-2909.128.4.638.

Murakami, H. (30. September 2019). Abandoning a cat. *The New Yorker.* https://www.newyorker.com/magazine/2019/10/07/abandoning-a-cat.

Nolen-Hoeksema, S., & Morrow, J. (1991). A prospective study of depression and posttraumatic stress symptoms after a natural disaster: The 1989 Loma Prieta earthquake. *Journal of Personality and Social Psychology, 61*, 115–121.

Pronin, E. (2009). The introspection illusion. *Advances in Experimental Social Psychology, 41,* 2–67. Elsevier.

Rüther, M. (2022). *Als Stoiker leben: Was wir wissen und üben müssen.* wbg Theiss.

Ryff, C. D. (1998). Happiness is everything, or is it? Exploration on the meaning of psychological well-being. *Journal of Personality and Social Psychology, 57*, 1069–1081.

Whiting, K., & Konstantakos, N. (2021). *Being better: Stoicism for a world worth living in.* New World Library.

Prinzip 5: Hinterfragen des Verlangens nach Anerkennung durch die Menge

... Denn auch wenn wir noch so sehr füreinander geschaffen worden sind, so haben doch die leitenden Prinzipien unserer Seelen ihre jeweils eigene Entscheidungsfähigkeit. Denn sonst wäre die Schlechtigkeit des Mitmenschen ein Übel für mich, was aber Gott nicht wollte, damit es nicht in der Macht eines anderen läge, dass ich unglücklich wäre.
(Aurel, 8.56)

Zusammenfassung In diesem Kapitel stellen wir uns die Frage, inwieweit wir die Anerkennung anderer Menschen anstreben sollen. Die Stoiker raten uns davon ab, unser Wohlergehen von der positiven Reaktion der Menge abhängig zu machen, denn diese unterliegt nicht unserer Kontrolle. Das bedeutet jedoch nicht, dass wir uns asozial verhalten sollen, denn die Ausrichtung auf die Gemeinschaft, Freundschaft und Liebe sind wichtige Maximen der Stoiker.

Menschen sind soziale Wesen, die in Gemeinschaften leben und davon abhängig sind, von anderen Menschen anerkannt, gebraucht und geliebt zu werden. Der Ausschluss aus der sozialen Gemeinschaft kam früher einem Todesurteil gleich. Eine gefürchtete Strafe zu Zeiten der Stoiker war die Verbannung an einen unwirtlichen Ort. Ziel war es, unliebsame Personen zu isolieren und sie so zu brechen. Allerdings haben sich die Stoiker, von denen viele verbannt wurden, davon nicht allzu sehr beirren lassen. Musonius Rufus, Stoiker und Lehrer Epiktets, sagte beispielsweise über die Verbannung:

© Der/die Autor(en), exklusiv lizenziert an Springer-Verlag GmbH, DE, ein Teil von Springer Nature 2023
S. Barnow, *Was macht ein gelungenes Leben aus?*,
https://doi.org/10.1007/978-3-662-67315-7_7

> *„Warum sollte jemand, der nicht ohne Verstand ist, sich von der Verbannung niederschlagen lassen? Sie beraubt uns keineswegs des Wassers, der Erde, der Luft, der Sonne und der anderen Gestirne, ja nicht einmal der Gesellschaft anderer Menschen, denn überall und auf jede Weise gibt es Gelegenheit, mit diesen zu verkehren."* (Rufus, zitiert aus: Rufus, 2022)

Wir können also überall eine Gemeinschaft finden, mit der wir uns verbunden fühlen. Es kommt hierbei nicht so sehr darauf an, wie viele Personen wir kennen, sondern auf engere Freundschaften, wie eine kürzlich veröffentlichte Studie eindrucksvoll belegt: Hierbei wurden über 30.000 Personen bezüglich ihrer sozialen Aktivitäten und Glücksempfinden über einen Monat lang befragt. Die Ergebnisse belegen einen bedeutsamen Zusammenhang zwischen der Zeit, die die Studienteilnehmenden mit Freunden verbrachten und dem eigenen Wohlbefinden. Zudem zeigte sich, dass der größte Effekt der unmittelbaren Stimmungsbesserung durch das Zusammensein mit dem besten Freund bzw. der besten Freundin erreicht wurde (Jordi et al., 2019). Dies stützt also die Annahmen der Stoiker, die die Wichtigkeit der Freundschaft für ein gelungenes Leben stets betont haben, allerdings mit dem Zusatz, dass der Stoiker auch ohne Freunde zurechtkäme. Dies wird dem Weisen aber nicht widerfahren, denn ein nach stoischen Grundsätzen lebender Mensch bleibt nicht allein, er zieht andere Personen in seinen Bann:

> *„In diesem Sinne genügt der Weise sich selbst, nicht dass er ohne Freund sein will, sondern dass er es kann; und das, was ich mit er kann es meine, ist solcherart: Den Verlust des Freundes erträgt er mit Gelassenheit. Ohne Freund aber wird er niemals sein."* (Seneca, Briefe, 1.9.5)

Es geht folgend also nicht darum, die Bedeutung der Beziehungen zu anderen Menschen zu leugnen oder die Leserschaft dazu zu animieren, dass Sie sich isolieren und ein einsames Leben in der Idylle führen (auch wenn das zeitweise hilfreich sein mag). Stattdessen geht es darum, sich von der Zustimmung der Menge weniger abhängig zu machen, denn das Verlangen nach Zuwendung und Anerkennung durch die Menge kann sich auch im Übermaß manifestieren. Je stärker unser Verlangen nach Anerkennung durch Andere ist, desto häufiger müssen wir uns jedoch verstellen, um die gewünschte Anerkennung und Aufmerksamkeit zu erhalten. Anerkennung durch andere Menschen unterliegt auch nur teilweise unserer Kontrolle. Damit handelt es sich um eine Bedingung, die, stoisch gesehen, indifferent für unser Wohlbefinden ist (siehe Einführung). Die Stoiker gingen deshalb davon aus, dass es besser sei, sich vom Verlangen nach Anerkennung und vor allem Bewunderung durch die Menge, so weit wie möglich zu befreien:

„Kennzeichen eines Menschen, der auf dem richtigen Weg ist: Er rügt niemanden, lobt niemanden, tadelt niemanden, macht niemandem Vorwürfe, spricht nicht von sich selbst als ob er etwas sei oder wüsste." (Epiktet, Handbuch, 48)

Wir sollen Andere (und uns selbst) also nicht unmittelbar bewerten und auch nicht durch Lob oder Tadel deutlich machen, dass wir ein Recht dazu hätten. Marcus Aurelius, der sich der Bewunderung, aber auch Kritik durch andere Menschen und die Menge kaum entziehen konnte, schrieb in sein Tagebuch:

„Was ist nun aber wirklich wertvoll? Beklatscht zu werden? Nein. Also auch nicht von Zungen beklatscht zu werden. Denn das Ansehen bei der Masse ist ein Klatschen mit Zungen." (Aurel, 6.16)

Seneca sah das ähnlich und riet Lucilius, seinem Freund, dass er sich nicht von der Zustimmung anderer Menschen abhängig machen solle:

„Dies, mein Lucilius musst du in deinem Herzen verwahren, damit du ein Hochgefühl verachtest, das aus der Zustimmung der Menge kommt. Viele loben dich: Hast du etwa einen Grund, dir zu gefallen, wenn du so einer bist, den viele begreifen? Nach innen seien deine Vorzüge gerichtet!" (Seneca, Briefe, 1.7.12)

Die Stoiker dachten, dass sofern es uns nicht gelingt, eine gewisse Unabhängigkeit von Meinungen und Bewertungen anderer Personen zu erlangen, wir innerlich unruhig bleiben, Ablehnung und Kritik angstvoll erwartend. Wir vertrauen dann nicht auf unsere eigenen Werte. Aktuell spiegelt sich das teilweise in den sozialen Medien wieder, weshalb ich einige der Befunde hierzu beschreiben möchte. Eine Vielzahl von Studienergebnissen deuten beispielsweise darauf hin, dass Bewertungsprozesse in den sozialen Netzwerken Depressionen und Angststörungen, vor allem bei jungen Menschen, befördern können (Twenge, 2019). In einer Übersichtsarbeit unter Berücksichtigung der Daten von über 450.000 Personen zeigte sich, dass ein problematischer Gebrauch sozialer Medien mit mehr depressiven Symptomen zusammenhing (Cunningham et al., 2021). Problematische Nutzung sozialer Medien wurde hierbei über verschiedene Kriterien erfasst, wie beispielsweise eine hohe Frequenz der Nutzung sowie Anzeichen einer Abhängigkeit von diesen Medien, wie Entzugserscheinungen, wenn soziale Medien nicht genutzt wurden. In einer weiteren Übersichtsarbeit konnten die Autoren einen linearen Zusammenhang zwischen der Zeit, die in sozialen Medien verbracht wurde, und depressiven Symptomen belegen. Das Risiko einer Depression stieg hierbei um 13 % für jede weitere Stunde der Nutzung an (Liu et al., 2022). Es zeigte sich weiterhin, dass vor allem junge Menschen mit niedrigem Selbstwertgefühl und Ängsten soziale Medien dazu nutzen, sich, im Sinne der jeweiligen Trends und Ideale darzustellen weil sie sich davon Anerkennung erwarten (Michikyan, 2020, 2022; Michikyan et al., 2014). In einer weiteren Studie fanden die Autoren einen Zusammenhang zwischen Facebook-Nutzung (Intensität) und Selbstkonzept, wobei die längsschnittlichen Analysen der Daten ergaben, dass die Intensität der Facebook-Nutzung eine Abnahme der Klarheit des Selbstkonzepts vorhersagte (Appel et al., 2018). Zusammenfassend dokumentieren diese Befunde, dass eine zu intensive Nutzung sozialer Medien das Verlangen nach Anerkennung durch Andere befördert – und dass dies mit einem fragilen Selbstwertgefühl einhergehen kann. Indirekt validieren diese Befunde also den Rat der Stoiker, sich nicht zu stark vom Wunsch nach Anerkennung durch die Menge leiten zu lassen.

Die Stoiker würden jedoch keine technikfeindliche Position einnehmen oder einfordern, sich den neuen Medien zu entziehen, sondern stattdessen die Zustimmungen zu Emotionen, die mit deren Nutzung einhergehen, wie zum Beispiel das Verlangen nach positivem Feedback, Likes, Anerkennung, Ruhm und Bewunderung, zu hinterfragen. Wir sollten also versuchen, uns freizumachen von dem Werturteil, dass wir nur glücklich sein können, wenn wir von möglichst vielen Menschen gemocht (gelikt) werden. Eudämonie erfahren wir nur begrenzt durch Kontakte in den Netzwerken, sondern durch direkte, enge Freundschaften. Das Gefühl der Verbundenheit, wie es oft bei engen Beziehungen und Freundschaften vorkommt, ist bedeutsam für unser Wohlbefinden, nicht jedoch die Anzahl an Bekanntschaften.

Das Verlangen nach Anerkennung und die negativen Gefühle, die entstehen, wenn diese ausbleibt, können wir abmildern, indem wir uns verdeutlichen, dass Bewunderung durch die Menge ein Gut ist, dass nicht oder nur teilweise unserer Kontrolle unterliegt und dass es irrelevant für unsere innere Ruhe ist, ob wir *beklatscht* werden oder nicht. Die Stoiker machen uns deutlich, um was es sich hierbei meist handelt: um ein temporäres Phänomen, das schnell umschlagen kann. Wahres Glück (Eudämonie) finden wir in uns selbst, durch unser Handeln und unsere Absichten, vor allem durch die Tugend, nicht dadurch, dass wir anderen Menschen gefallen (auch wenn sich das natürlich gut anfühlt). Das beinhaltet jedoch nicht, dass wir hochmütig sind und die Meinung anderer Menschen abwerten.

Das Gefühl der Selbstwirksamkeit (dass wir also auf unsere Fähigkeiten vertrauen) ist zentral für die Erlangung der inneren Freiheit und Heiterkeit des Herzens. Ziele und Bedürfnisse, die sich primär auf Äußeres ausrichten, wie das übermäßige Streben nach sozialer Anerkennung, Bewunderung oder gar Ruhm, können hingegen langfristig zur Verringerung unseres Wohlbefindens führen. Die Abhängigkeit von der Meinung der Menge erschwert zudem das Erleben von Verbundenheit mit anderen Menschen, da wir glauben, uns verstellen zu müssen um gemocht zu werden. Das verhindert die Authentizität. Selbstbestimmung und Verbundenheit fördern hingegen die Eudämonie (Diener und Fuijita, 1995). Freundschaften zu pflegen und sie als wertvoll anzusehen, ist somit auch aus stoischer Perspektive bedeutsam für ein gelungenes Leben . Wahre Freundschaft lebt durch die Akzeptanz – auch der Besonderheiten des anderen – und vor allem durch die freudvolle Begegnung. Liebe zu anderen Menschen bedarf des direkten Kontakts und der Fähigkeit, zu lieben (und nicht nur Liebe zu empfangen). Wie vielschichtig dieses Gefühl der Liebe ist und seine differenten Facetten, hat Albert Kitzler in seinem Buch: *Die Weisheit der Liebe* beschrieben (Kitzler, 2023).

Resümee Soziale Anerkennung hinterfragen

Je stärker unser Verlangen nach Bewunderung durch die Menge ist, desto abhängiger sind wir von den Bewertungen anderer Menschen und umso mehr müssen wir uns an Konventionen anpassen, um die gewünschte Aufmerksamkeit zu erhalten. Deshalb waren die Stoiker davon überzeugt, dass es besser sei, sich vom Verlangen nach sozialer Anerkennung durch die Menge, so weit wie möglich, unabhängig zu machen. Die Annahmen der Stoiker werden durch aktuelle empirische Forschungsbefunde gestützt, die zeigen, dass der (übermäßige) Wunsch nach sozialer Anerkennung, wie er sich unter anderem in einer sehr intensiven Nutzung sozialer Medien manifestieren kann, mit geringerem Selbstwertgefühl und mangelnder Klarheit des Selbstkonzepts assoziiert sein kann und zudem mit vermehrten Ängsten und depressiven Symptomen zusammenhängt. Andererseits bedeutet dies nicht, dass wir uns asozial verhalten, oder Kontakte mit anderen vermeiden oder auf soziale Medien verzichten sollen, denn wir sind Teil der Gemeinschaft. Zumal bleiben die stoischen Ideale der Freundschaft, Tugend und Selbstverbesserung unabhängig von externer Validierung natürlich bestehen. Letztendlich ist die direkte Begegnung, die Nähe des Anderen und das Spüren von Gemeinschaft durch nichts zu ersetzen. Ich denke, die sozialen Medien sollten wir als zusätzliche Möglichkeiten ansehen, soziale Kontakte zu initiieren oder aufrechtzuerhalten, sofern wir beispielsweise den direkten Kontakt zu anderen Menschen nicht herstellen können. Zudem schließt das bisher Gesagte nicht aus, dass wir das *Bad in der Menge* genießen können. Nur uns abhängig davon zu machen, sollten wir vermeiden.

Praktische Übungen: Umgang mit dem Wunsch nach Anerkennung

1. *Stoische Visualisierung*: Visualisieren Sie, was Sie tun um, von anderen Menschen gemocht zu werden. Machen Sie anschließend eine Liste, welche Verhaltensweisen, die vor allem darauf abzielen, von anderen gemocht zu werden, Sie aufgeben oder reduzieren wollen! Beispiele können sein:

   - Dass es Ihnen schwerfällt, nein zu sagen
   - Sie der Überzeugung sind, immer für alle da sein zu müssen
   - Wenn Sie Ihre eigene Meinung nicht äußern, um andere nicht zu verprellen
   - Sie sich immer gut gelaunt präsentieren (obwohl sie es nicht sind).
   - Sie trotz Entfremdung nicht loslassen können

2. *Denken Sie über folgendes Zitat von Epiktet nach*:

   „*Wenn dir jemand mitteilt, dir sage jemand Böses nach, dann rechtfertige dich nicht, sondern antworte: Er kannte wohl meine anderen Fehler nicht; denn sonst würde er nicht nur diese hier erwähnen.*" (Epiktet, Handbuch, 33)

3. *Reduzieren Sie die Zeit in den sozialen Medien*. Streben Sie nicht nach Likes und Anerkennung der Menge, zählen Sie nicht Ihre Follower, sondern nutzen sie diese Medien, um wahre Freundschaften zu pflegen und zu vertiefen oder mit anderen zu kommunizieren.

Literatur

Appel, M., Schreiner, C., Weber, S., Mara, M., & Gnambs, T. (2018). Intensity of Facebook use is associated with lower self-concept clarity cross-sectional and longitudinal evidence. *Journal of Media Psychology-Theories Methods and Applications, 30*(3), 160–172. https://doi.org/10.1027/1864-1105/a000192.

Cunningham, S., Hudson, C. C., & Harkness, K. (2021). Social media and depression symptoms: A meta-analysis. *Res Child Adolesc Psychopathol, 49*(2), 241–253. https://doi.org/10.1007/s10802-020-00715-7.

Diener, E., & Fuijita, F. (1995). Resources, personal strivings, and subjective well-being: A nomothetic and idiographic approach. *Journal of Personality and Social Psychology, 68*, 926–935.

Jordi, Q., Taquet, M., Desseilles, M., Montjoye, A., & Gross, J. (2019). Happiness and social behavior. *Psychological Science, 30*, 1111–1122.

Kitzler, A. (2023). *Die Weisheit der Liebe*. Droemer Verlag.

Liu, M., Kamper-DeMarco, K. E., Zhang, J., Xiao, J., Dong, D., & Xue, P. (2022). Time spent on social media and risk of depression in adolescents: A dose-response meta-analysis. *International Journal of Environmental Research and Public Health, 19*(9). https://doi.org/10.3390/ijerph19095164.

Michikyan, M. (2020). Linking online self-presentation to identity coherence, identity confusion, and social anxiety in emerging adulthood. *British Journal of Developmental Psychology, 38*(4), 543–565. https://doi.org/10.1111/bjdp.12337.

Michikyan, M. (2022). Self-esteem and real self and false self presentation on Facebook among emerging adults: The moderating role of social anxiety. *Emerging Adulthood*. https://doi.org/10.1177/21676968221115330.

Michikyan, M., Subrahmanyam, K., & Dennis, J. (2014). Can you tell who I am? Neuroticism, extraversion, and online self-presentation among young adults. *Computers in Human Behavior, 33*, 179–183. https://doi.org/10.1016/j.chb.2014.01.010.

Rufus, M. (2022). *Die Kunst, trotz Mühsal gut zu leben*. FinanzBuch Verlag.

Twenge, J. M. (2019). More time on technology, less happiness? Associations between digital-media use and psychological well-being. *Current Directions in Psychological Science, 28*(4), 372–379. https://doi.org/10.1177/0963721419838244.

Prinzip 6: Akzeptanz des Unkontrollierbaren

Alles, wozu du auf einem Umweg kommen willst, kannst du schon haben, wenn du es dir nicht selbst missgönnst. Das ist möglich, wenn du alles Vergangene hinter dir lässt, die Zukunft der Vorsehung anvertraust und dein gegenwärtiges Leben einzig und allein auf Glauben und Gerechtigkeit hin ausrichtest. (Aurel, 12.1)

Zusammenfassung Eine akzeptierende Grundhaltung ist eine wichtige stoische Voraussetzung für ein gelungenes Leben. In diesem Kapitel wird beschrieben, was die Stoiker unter Akzeptanz verstanden haben und warum sie diese für wichtig für die Erlangung der Ataraxie hielten. Gleichzeitig werden diese Annahmen mit einer Vielzahl aktueller empirischer Befunde belegt.

In der *Gegenwart zu leben* beinhaltet: ganz und gar im Moment zu sein, ohne den Augenblick mit Gedanken über die Vergangenheit oder bzgl. der Zukunft aufzuladen. Während ich beispielsweise an diesem Kapitel schreibe, ist es nicht von Belang, was in der Vergangenheit war oder in der Zukunft sein wird, auch nicht, wie das Wetter gerade ist (wir haben Juni und es ist wunderbares Sommerwetter). Ich schreibe diese Zeilen, das ist die Realität in diesem Moment. Ich kann das achtsam tun und ganz und gar in das Schreiben vertieft sein, oder unachtsam, indem ich mich ablenke oder zwischenzeitlich an andere Dinge denke. Während des Schreibens können zudem Emotionen wie beispielsweise Angst oder Freude auftreten. Unachtsamkeit und geringer Fokus können mich aus meiner Mitte herausführen und das Schreiben zur Qual werden lassen. Fokus und Konzentration

S. Barnow, *Was macht ein gelungenes Leben aus?*,
https://doi.org/10.1007/978-3-662-67315-7_8

können hingegen mit Flow-Erleben einhergehen, dem Gefühl, ganz in der Tätigkeit aufzugehen. Hierbei hilft mir die stoische Philosophie zu verstehen, dass es nicht das Schreiben an sich ist, dass diese Gefühle bewirkt, sondern meine Ansichten, die ich in diesem Moment darüber habe.

Achtsamkeit ist auch ein stoisches Konzept

Aktuelle Ansätze zur Achtsamkeit gehen davon aus, dass es selbst bei sehr negativen Erfahrungen hilfreich sein kann, körperliche Sensationen, Gedanken und Gefühle wahrzunehmen, ohne sie unmittelbar zu bewerten oder unterdrücken zu wollen. Oder, wie die Stoiker uns raten würden, ohne unsere Emotionen durch falsche Zustimmungen zu stärken, denn: *Es sind nicht die Dinge selbst, die uns beunruhigen, sondern unsere Vorstellungen und Meinungen davon.* Stoische Achtsamkeit bezieht sich dabei auf die gezielte Anwendung der Vernunft, hebt also das rationale Denken hervor, ohne sich von gängigen Bewertungen und Überzeugungen beeinflussen zu lassen.

Es existieren eine Vielzahl von Studien, die die Bedeutung von Achtsamkeit für unser Wohlergehen belegen (Chambers et al., 2009; Williams & Penman, 2011). In der Achtsamkeitsbasierten Kognitiven Therapie (engl. MBCT, Segal et al., 2018; Williams & Penman, 2011), einer der wirksamsten Therapien gegen Depressionen (Kuyken et al., 2016; Teasdale et al., 2002; Williams et al., 2014), wird eine Übung beschrieben, die in gewisser Weise den stoischen Techniken der Visualisierung und des Perspektivwechsels (siehe Infokasten 6 zur Erläuterung stoischer Techniken) ähnelt und zeigt, um was es bei der Achtsamkeit und Akzeptanz geht. Hierbei werden Gedanken und Gefühle aus einer distanzierten Perspektive betrachtet, etwa folgendermaßen:

* Stellen Sie sich einen Wasserfall vor, der den üblichen Fluss unserer Gedanken und Gefühle symbolisiert. Stehen wir inmitten des Wasserfalls, reißt uns dieser durch seine hohe Intensität mit in den Abgrund.
* Treten Sie gedanklich einen Schritt zurück. Nun können sie den Wasserfall (ihre Gedanken, Bewertungen, Emotionen) aus einem Abstand heraus ansehen und die einzelnen Phänomene ruhig betrachten.

Wir sollten unserem ersten Impuls nicht unmittelbar folgen, sondern stattdessen einen Schritt zurücktreten, um zu verstehen, was uns bewegt und wie wir üblicherweise handeln. Anschließend (im zweiten Schritt) können wir uns die Frage stellen, inwieweit das Ereignis, dass die emotionale Reaktion (wie u. a. Angst, Trauer, Wut) bewirkt hat, unserer Kontrolle unterliegt oder nicht. Mit Epiktets Worten:

„… jede Wahrnehmung infrage zu stellen und dich zu fragen, ob es etwas ist, das du unter Kontrolle hast." (Epiktet, zitiert aus Vazquez, 2022)

Wenn wir keine Kontrolle über das widrige Ereignis haben (wie beispielsweise bei schwerer Erkrankung oder Tod eines Angehörigen), müssen wir dies erst einmal akzeptieren. Später ergeben sich dann möglicherweise Lösungsansätze.

Akzeptanz als Strategie zur Emotionsregulation

Akzeptanz ist eine Emotionsregulationsstrategie, die uns dazu verhilft, Widrigkeiten und damit assoziierte schwierige Emotionen wie Trauer und Angst, aber auch positive Gefühle wie beispielsweise Freude oder Stolz wahrzunehmen, ohne diese zu bewerten oder (erst einmal) verändern zu wollen. Bewertungsfreies Wahrnehmen erlaubt es uns, dass wir Emotionen zulassen, ohne uns zu wünschen, dass sie auftreten oder ausbleiben. Das bewirkt, dass wir unser Befinden nicht davon abhängig machen, was äußerlich und innerlich gerade da ist. Unser Geist neigt allerdings dazu, alles zu bewerten, und er tut dies meist im Autopilotenmodus, also ohne, dass es uns bewusst ist. Unsere Bewertungen beziehen sich dabei nicht nur auf das, was sich gerade ereignet, sondern auch auf Vergangenes oder Zukünftiges. *Das Problem hierbei ist, dass wir diesen Gedanken Glauben schenken und sie als Fakten ansehen.* Denken wir beispielsweise, dass wir nach dem Verlust eines geliebten Menschen nicht mehr glücklich sein können, fühlen wir uns traurig, oder gar depressiv und vor allem hilflos. In der Stoa wird deshalb betont, wie bedeutsam es ist, Gedanken und damit assoziierte Emotionen aus einer gewissen Distanz heraus zu betrachten; und sie nicht automatisch als Fakten anzusehen (siehe Prinzip 3, Kap. 5). Im Grunde haben die Stoiker damit eine Form der De-Zentrierung vorweggenommen, wie sie heute in akzeptanzbasierten Therapien vermittelt wird (Wengenroth, 2012). *De-Zentrierung bedeutet, sich von der Idee zu befreien, dass unsere Gedanken fest verankerte Realitäten bzw. Wahrheiten reflektieren.* Stattdessen ist es hilfreich, zu verstehen, dass Gedanken und Gefühle mentale Ereignisse oder Konzepte von etwas sind. Der Gedanke: *Es geht mir schlecht und daran wird sich nichts ändern, denn meine Lebensumstände sind belastend,* spiegelt das Werturteil wider, dass es die Lebensumstände sind, die das Befinden bestimmen. Halten wir diese Überzeugung für wahr, werden uns negative Emotionen so lange beherrschen, bis sich unsere Lebensbedingungen verbessern. Wir haben jedoch nur begrenzt Kontrolle über äußere Bedingungen (siehe Einführung Stoizismus), und deshalb hat es wenig Sinn, die eigenen Gefühle zu stark von diesen Voraussetzungen abhängig zu machen. Unsere üblichen Bewertungen aufgeben oder sich erst einmal von ihren Inhalten zu distanzieren, erfordert die Akzeptanz für Emotionen, Gedanken und körperlichen Sensationen und das achtsame im Hier und Jetzt sein. Damit ist jedoch nicht gemeint:

> *„Einfach nur zu akzeptieren, dass wir faul, abgelenkt, engherzig und leicht zu ver-ärgern sind und dazu neigen, unsere Zeit auf eine Art und Weise zu verschwenden, die wir später bereuen werden …"* (Harris, 2018)

Es geht darum, dass wir lernen, unsere Wahrnehmung zu schulen und mit den Sinnen alles aufzunehmen, was sich gerade ereignet, ohne es sofort zu bewerten oder zu konzeptualisieren, es abzulehnen oder unser Verlangen darauf zu richten. Stattdessen können wir uns fragen: Wie fühlt es sich an? Welche Gedanken sind präsent? Wie reagiert der Körper in dieser Situation?

Es ist also wichtig, die Emotionen und Empfindungen, die aus Ereignissen resultieren, die sich nicht ändern lassen, über die wir also keine Kontrolle haben, zu akzeptieren. Für die Stoiker betraf dies alle äußeren Bedingungen, wie beispielsweise Schicksalsschläge, Tod oder Trennung von geliebten Personen, aber auch das Wetter und das Erleben und Verhalten anderer Menschen. Denn diese Bedingungen können sich auch ohne unser Zutun verändern. Radikale Akzeptanz beinhaltet, sich dem Leben mit all seinen Facetten zu stellen und beruht auf einer inneren Grundhaltung der Ataraxie:

> *„[…] Was geschehen ist, hätte jedem passieren können, aber nicht jeder hätte es ertragen, ohne sich davon aus der Ruhe bringen zu lassen. Warum also den Vorfall selbst als Pech betrachten, statt es als Glück anzusehen, dass man das Leid vermeiden konnte."* (Aurel, 4.49)

Sofern wir also akzeptieren, dass negative Ereignisse zum Leben dazu gehören, leiden wir weniger, als wenn wir diese Ereignisse ablehnen. Damit meine ich nicht, dass es unsere eigene Schuld ist, wenn uns negative Ereignisse belasten, sondern dass eine akzeptierende Grundeinstellung uns dabei helfen kann, diese Ereignisse zu verarbeiten und ihnen den Raum zu geben, den sie für die Bewältigung benötigen. Aus stoischer Perspektive hat es sogar Sinn, diese Ereignisse willkommen zu heißen, denn Widrigkeiten sind wichtig für die Charakterbildung (siehe detailliert Kapitel zu den Widrigkeiten):

> *„Derjenige macht Fortschritte, welcher gelernt hat, dass ein Mensch, der nach Dingen gelüstet oder sie fürchtet, die außerhalb seiner Macht sind, weder verlässlich*

noch frei sein kann, sondern notwendig oft fallen und durch den Unbestand jener Dinge umgetrieben werden muss; dass ein solcher notwendig denen unterwürfig sein muss, die es in ihrer Macht haben, ihm jene Dinge zu verschaffen oder zu verwehren." (Epiktet, Diskurse, 1.4.18)

Wir haben jedoch bereits diskutiert, dass die dichotome Einteilung der Stoiker, nachdem alle äußeren Bedingungen nicht unserer Kontrolle unterliegen, während alle inneren dies tun, hinterfragt werden sollte. Negative Emotionen unterliegen beispielsweise nur teilweise unserer Kontrolle, nichtsdestotrotz können wir sie beeinflussen, indem wir sie regulieren. Dadurch, dass wir negative Emotionen nicht dramatisieren oder prinzipiell ablehnen, verlieren sie an Intensität und Schwere. Dieser Prozess der Habituation schützt uns davor, in ständiger Alarmbereitschaft zu sein. Akzeptanz für problematische körperliche und emotionale Zustände wie unter anderem , Schmerz oder Angst härtet uns zudem ab. So lernen wir, dass wir diese Zustände ertragen können und dass sie meist nicht von Dauer sind. Akzeptanz für Schmerzen bedeutet jedoch nicht, diese still zu ertragen, sondern sie (erst einmal) als körperliches Phänomen wahrzunehmen und zu beschreiben. Anschließend (aus einer gewissen Distanz heraus) können wir alles unternehmen, um sie abzumildern. Die Akzeptanz für negative Emotionen schließt ein, dass wir nicht erwarten, von diesen verschont zu werden oder die Auffassung vertreten, dass negative Ereignisse und Emotionen wie Trauer und Angst nur die anderen treffen, nicht jedoch uns selbst. Wie bedeutsam das ist, dokumentiert das Ergebnis einer Studie, wobei sich zeigte, dass emotionale Akzeptanz ein besserer Prädiktor für (vermindertes) Stresserleben und psychologisches Wohlbefinden war als emotionale Kompetenz, Emotionsregulation und Achtsamkeit (Kotsou et al., 2018).

Akzeptanz wirkt vor allem in Situationen, die nicht unserer Kontrolle unterliegen

„Aus zwei Gründen musst du also mit deinem Schicksal zufrieden sein: einmal, weil es dich traf und dir verordnet wurde und in Verkettung mit einer langen Reihe vorhergegangener Ursachen auf dich irgendwie Bezug hat; zum anderen aber, weil es für den Beherrscher des Ganzen Grund seines nützlichen Wirkens, seiner Vollkommenheit, ja sogar seiner Fortdauer ist." (Aurel, zitiert aus Stolz, 2020, S. 22)

Aurelius rät uns, Schicksalsschläge zu akzeptieren, da sie uns verordnet wurden und irgendwie, wenn auch für uns im Moment nicht ersichtlich, zur Vollkommenheit und Dauer des Ganzen beitragen. Es hat also keinen Sinn, sich über das Schicksal zu beschweren, und es ist hilfreicher, es anzunehmen, es als Herausforderung zu betrachten, als Möglichkeit für Wachstum und Charakterbildung. In der modernen Betrachtung von Akzeptanz würden wir jedoch nicht davon ausgehen, dass uns Schicksalsschläge „verordnet" wurden. Eine akzeptierende Grundhaltung soll sich hierbei vor allem auf Ereignisse und Bedingungen beziehen, die nicht unserer Kontrolle unterliegen. Das dies hilfreich ist, wurde in einer Vielzahl aktueller Studien bestätigt. So zeigte sich, dass Nicht-Akzeptanz für negative Erfahrungen das Risiko für eine Depression erhöht (Liu & Thompson, 2017) und andererseits eine akzeptierende Grundhaltung generell von Nutzen ist (Wolgast et al., 2011). Zumal reduzierte Akzeptanz der Situation oder Emotion, Psychopathologie, vor allem in Situationen, die nicht kontrollierbar (veränderbar) sind (Aldao et al., 2015; Troy et al., 2017; Troy et al., 2013).

Resümee Akzeptanz

Akzeptanz für alles, was (im Moment) nicht, oder nur teilweise unserer Kontrolle unterliegt, ist eine zentrale Botschaft der Stoiker:

> *„Begehre nicht, dass die Sachen in der Welt gehen, wie du willst, sondern wünsche vielmehr, dass alles, was geschieht, so geschehe, wie es geschieht, dann wirst du glücklich sein."* (Epiktet, Encheiridion, 8)

Die Stoa sieht die Bedeutung der Akzeptanz für ein gutes Leben nicht nur darin, negative Ereignisse zu akzeptieren, sondern sie sogar anzunehmen (was Nietzsche später als Amor Fati bezeichnet hat). Diese Perspektive nimmt den Schicksalsschlägen das Sinnlose und dadurch, dass wir sie zu unserem Leben als zugehörig betrachten, können wir im nächsten Schritt unseren Frieden damit machen (siehe hierzu auch Prinzip 3 und Umgang mit Widrigkeiten, Kap. 5). Je besser wir in der Lage sind, unsere negativen Emotionen aufgrund von widrigen Umständen, auf die wir keinen oder wenig Einfluss haben, zu akzeptieren, desto weniger werden wir unter Ängsten und Depressionen leiden:

> *„Merke dir: Begehren zielt darauf, dass man das, was man begehrt, auch bekommt; Ablehnung zielt darauf, dass einem das, was man ablehnt, nicht zuteil*

wird, und wer sein Begehren nicht befriedigen kann, ist unglücklich; unglücklich ist aber auch, wem das zuteil wird, was er vermeiden möchte. " (Epiktet, Handbuch, 2)

Die innere Ruhe als wesentliches stoisches Lebensziel erreichen wir also, wenn wir Ereignisse akzeptieren, die nicht unserer Kontrolle unterliegen, ohne uns von den damit assoziierten Emotionen beherrschen zu lassen. Ataraxie ermöglicht es andererseits, den Dingen auf den Grund zu gehen, da sie nicht durch Affekte und Leidenschaften verschleiert sind. Akzeptanz beinhaltet jedoch nicht Resignation oder Passivität oder dass wir alles ertragen müssen und gegen Ungerechtigkeiten nicht aufbegehren können. Akzeptanz ist eine Grundhaltung, die alles annimmt, was momentan nicht änderbar ist. Sie kann die Voraussetzung für spätere Handlungen darstellen.

Praktische Übungen: Akzeptanz

1. *Stoische Akzeptanz für Dinge, die nicht der Kontrolle unterliegen*: Fragen Sie sich, ob Sie das Ereignis, das negative Gefühle auslöst, kontrollieren können. Wenn nicht, nehmen Sie es an und sagen Sie sich in solchen Situationen immer wieder das folgende, leicht abgewandelte Zitat von Epiktet: *Der Weg zu (meinem) Glück besteht darin, sich um nichts zu sorgen, was sich meinem Einfluss entzieht* (Reichel, 2021). Später können Sie herausfinden, welche Möglichkeiten Sie haben um Ihre Situation zu verbessern.
2. *Amor Fati*: Heißen Sie das Schicksal willkommen, auch wenn es schmerzhafte Dinge für sie bereithält. Oft sind es retrospektiv gesehen genau diese Ereignisse, die Sie im Leben weitergebracht haben (zu Grenzen dieses Vorgehens sehen sie: Umgang mit Widrigkeiten, Prinzip 3, Kap. 5).
3. *Psychologische Meditationsübung*: Setzen Sie sich aufrecht hin, entspannen Sie sich. Atmen Sie ruhig und fokussieren Sie sich auf den Atem. Spüren Sie, wie der Atem ein – und ausfließt. Nach etwa 10 Atemzügen scannen Sie ihren Körper von oben nach unten und unten nach oben. Nehmen Sie alle Empfindungen wahr, ohne diese zu bewerten. Kehren Sie zur Atmung zurück, machen Sie zwei bis drei tiefe Atemzüge und beenden Sie die Übung. Führen Sie diese Übung täglich dreimal durch, sie kann Ihnen dazu verhelfen, alle Empfindungen wahrzunehmen, ohne sie unmittelbar zu bewerten.

Literatur

Aldao, A., Sheppes, G., & Gross, J. J. (2015). Emotion regulation flexibility. *Cognitive Therapy and Research, 39*(3), 263–278. https://doi.org/10.1007/s10608-014-9662-4.

Chambers, R., Gullone, E., & Allen, N. B. (2009). Mindful emotion regulation: An integrative review. *Clinical Psychology Review, 29*(6), 560–572. https://doi.org/10.1016/j.cpr.2009.06.005.

Harris, S. (2018). Erwachen: Spiritualität jenseits von Glaube. Edition Spuren

Kotsou, I., Leys, C., & Fossion, P. (2018). Acceptance alone is a better predictor of psychopathology and well-being than emotional competence, emotion regulation and mindfulness. *Journal of Affective Disorders, 226,* 142–145. https://doi.org/10.1016/j.jad.2017.09.047.

Kuyken, W., Warren, F. C., Taylor, R. S., Whalley, B., Crane, C., Bondolfi, G., Hayes, R., Huijbers, M., Ma, H., Schweizer, S., Segal, Z., Speckens, A., Teasdale, J. D., Van Heeringen, K., Williams, M., Byford, S., Byng, R., & Dalgleish, T. (2016). Efficacy of mindfulness-based cognitive therapy in prevention of depressive relapse: An individual patient data meta-analysis from randomized trials. *JAMA Psychiatry, 73*(6), 565–574. https://doi.org/10.1001/jamapsychiatry.2016.0076.

Liu, D., & Thompson, R. J. (2017). Selection and implementation of emotion regulation strategies in major depressive disorder: An integrative review. *Clinical Psychology Review,* 183–194. https://doi.org/10.1016/j.cpr.2017.07.004.

Reichel, T. (2021). *365 Zitate für stoische Gelassenheit: Tägliche Weisheiten der Stoiker für mehr Glück und Erfolg im Leben (Die Geheimnisse berühmter Philosophen des Stoizismus über Klarheit und Gelassenheit).* Studienscheiss.

Segal, Z. V., Williams, M., & Teasdale, J. (2018). *Mindfulness-based cognitive therapy.* The Guilford Press.

Stolz, E. (2020). *Die 10 geheimen Lehren des Stoizismus.* RIGV Verlag.

Teasdale, J. D., Moore, R. G., Hayhurst, H., Pope, M., Williams, S., & Segal, Z. V. (2002). Metacognitive awareness and prevention of relapse in depression: Empirical evidence. *Journal of Consulting and Clinical Psychology, 70*(2), 275–287. https://doi.org/10.1037/0022-006x.70.2.275.

Troy, A. S., Shallcross, A. J., & Mauss, I. B. (2013). A person-by-situation approach to emotion regulation: Cognitive reappraisal can either help or hurt, depending on the context [Research Support, N.I.H., Extramural Research Support, Non-U.S. Gov't]. *Psychological Science, 24*(12), 2505–2514. https://doi.org/10.1177/0956797613496434.

Troy, A. S., Ford, B. Q., McRae, K., Zarolia, P., & Mauss, I. B. (2017). Change the things you can: Emotion regulation is more beneficial for people from lower than from higher socioeconomic status. *Emotion (Washington, D.C.), 17*(1), 141–154. https://doi.org/10.1037/emo0000210.

Vazquez, M. (2022). *Invicto: Unbezwingbar*. FinanzBuch Verlag.

Wengenroth, M. (2012). *Akzeptanz und Comittmenttherapie (ACT)*. Belz.

Williams, J. M., Crane, C., Barnhofer, T., Brennan, K., Duggan, D. S., Fennell, M. J., Hackmann, A., Krusche, A., Muse, K., Von Rohr, I. R., Shah, D., Crane, R. S., Eames, C., Jones, M., Radford, S., Silverton, S., Sun, Y., Weatherley-Jones, E., Whitaker, C. J., … Russell, I. T. (2014). Mindfulness-based cognitive therapy for preventing relapse in recurrent depression: A randomized dismantling trial. *Journal of Consulting and Clinical Psychology, 82*(2), 275–286. https://doi.org/10.1037/a0035036.

Williams, M., & Penman, D. (2011). *Mindfulness: A practical guide to finding peace in a frantic world*. Piatkus.

Wolgast, M., Lundh, L. G., & Voiborg, G. (2011). Cognitive reappraisal and acceptance: An experimental comparison of two emotion regulation strategies. *Bevahior Research Therapy, 49*, 858–866. https://doi.org/10.1016/j.brat.2011.09.011.

Prinzip 7: Die Wichtigkeit von Dankbarkeit

Zusammenfassung In diesem Kapitel geht es um die Bedeutung der Dankbarkeit für unser Wohlbefinden. Die Stoiker wussten, wie wichtig es ist, das Leben nicht als selbstverständlich zu sehen, sondern mit Demut und Dankbarkeit. Dankbarkeit verbindet uns mit anderen Menschen, etwas, das uns äußere Dinge nicht vermitteln können. Die aktuelle Forschung zeigt, wie hilfreich es sein kann, den Tag mit einer einfachen Dankbarkeitsübung zu beenden.

Marcus Aurelius bedankt sich im ersten Buch seiner Aufzeichnungen ausführlich bei vielen Bezugspersonen:

„Was ich von wem habe: 1. Von meinem Großvater Verus: Charakter und Gelassenheit; 2. Von meinem Vater: Rechtschaffenheit und Männlichkeit; 3. Von meiner Mutter: Ihre Verehrung für das Göttliche, ihre Großzügigkeit, ihre Unfähigkeit, das Falsche zu tun, ja es auch nur zu denken. Und die einfache Lebensweise – die jener der Reichen so gar nicht glich [...]." (Aurel, 1.1)

Aurelius zählt sechzehn Personen auf, denen er etwas verdankt. Ist es Zufall, dass seine Tagebuchaufzeichnungen damit beginnen? Ich denke nicht, denn Marcus wusste, dass Freunde, Gönner und Familie seinen Charakter und seine Fähigkeiten mit gebildet haben, und dass es weise ist, ihnen dafür dankbar zu sein. Dankbar (lateinisch: gratia für Anmut, Wohlgefälligkeit, Gunst, Wohlwollen) lässt sich in drei Kategorien einteilen (siehe Emmons & McCollough, 2003 für eine Übersicht):

© Der/die Autor(en), exklusiv lizenziert an Springer-Verlag GmbH, DE, ein Teil von Springer Nature 2023
S. Barnow, *Was macht ein gelungenes Leben aus?*,
https://doi.org/10.1007/978-3-662-67315-7_9

* Dankbarkeit im *persönlichen Bereich* (Freunde, an andere gerichtet).
* Dankbarkeit *unpersönlicher Art* (Schönheit der Natur, Naturgesetze, Kosmos).
* Dankbarkeit kann man auch als *Emotion* auffassen, u. a. die Anerkennung, dass man etwas Positives erfahren hat, und dass es einen externen Grund hierfür gibt, wie das Aurel oft in seinem Tagebuch beschreibt.

Die Stoiker haben alle drei Facetten von Dankbarkeit praktiziert. Sie wussten, was sich über 2000 Jahre später in einer Vielzahl von Studien bestätigen würde, dass die Schulung von Dankbarkeit von großem Nutzen für uns ist und sich auf viele Lebensbereiche positiv auswirkt, selbst wenn wir unter schwierigen Umständen leben müssen.

So schrieb Seneca an Lucilius:

> *„Wir müssen alles tun, um möglichst dankbar zu sein. Denn uns gehört dieser Vorteil, so wie Gerechtigkeit nichts ist - wie man allgemein glaubt -, was sich nur auf andere bezieht: ein großer Teil von ihr wirkt auf uns selbst zurück. Jeder nützt, wenn er anderen nützt, sich selbst ... "(Seneca, 10.19).*

Dankbarkeit zeigen bewirkt also, dass uns andere ebenfalls ihre Dankbarkeit entgegenbringen, etwas, dass uns Dinge niemals zuteilwerden lassen. Und selbst bei einer Trennung oder nach dem Verlust einer geliebten Person können wir dankbar sein für die Zeit, die wir mit dieser Person verbringen durften (was die Trauer nicht ausschließt). Zudem können wir uns bewusst bleiben und schätzen, was wir besitzen:

> *„Träume nicht von Dingen, die du nicht besitzt, als wären sie dein, sondern sei dankbar für das, was du tatsächlich besitzt, und denke daran, wie sehr du es dir wünschen würdest, würde es dir nicht schon gehören."* (zitiert aus Salzgeber, 2019, S. 274)

In der aktuellen Glücksforschung existieren überzeugende Studienbefunde, die übereinstimmend die Bedeutung der Anwendung von Dankbarkeit für das eigene Wohlbefinden und die eigene Lebenszufriedenheit dokumentieren (Algoe, 2012; Bartlett & DeSteno, 2006; DeSteno et al., 2014; Emmons & Crumpler, 2000; Emmons & McCullough, 2003; Lambert et al., 2010; Watkins et al., 2003; Wood et al., 2010, 2008). Eine einfache Intervention, wie das Führen eines Dankbarkeitstagebuchs oder die Nennung von drei Dingen, für die man jeweils an diesem Tag dankbar ist, führten zu einer signifikanten Verbesserung des Wohlbefindens und der Lebenszufriedenheit. Noch stärker waren die Effekte, wenn die Versuchspersonen einen Dankbarkeitsbrief verfassten und einer Person vorlasen, die ihnen nahestand und sie in schwierigen Zeiten unterstützt hatte (Seligman et al., 2005). In dem Buch *Happiness Track* gibt uns die Autorin, Glücksforscherin und Psychologin Emma Seppälä, eine Übersicht über die heilsamen Effekte von Dankbarkeit, die ich folgend aufliste (Seppälä, 2016):

* Verbesserte und länger anhaltende positive Emotionen
* Puffer gegen Stress und Negativität
* Verringerte Angst und Depressionen
* Reduzierter Materialismus
* Verbesserte Schlafqualität und -dauer, zum Teil, weil man mehr dankbare Gedanken vor dem Zubettgehen hat
* Höhere soziale Kompetenz
* Verbesserte Beziehungen
* Beliebtheit (Dankbarkeit macht einen zu einer netteren, altruistischeren, moralischeren und ethischeren Person)
* Gestärkte Willenskraft
* Bessere langfristige Entscheidungsfindung
* Steigender positiver Einfluss auf andere, die ethischer werden und mit größerer Integrität und größerer Güte handeln

Es bleibt jedoch die Frage zu beantworten: Gibt es nicht Grenzen der Dankbarkeit? Was ist mit all dem Leid, dass wir täglich erleben – oder von dem wir in den Nachrichten erfahren? Sollen wir hierfür dankbar sein? Lucius Aurelius Verus, Adoptivbruder von Marcus Aurelius, und Mitherrscher schreibt an seinen Adoptivbruder Marcus:

„Als ich nach der letzten Schlacht, die mir im Sattel meines tapferen Volucris den Sieg gebracht hat, sah, wie meine Truppen kleiner geworden waren, meine Soldaten auf schreckliche Weise verletzt, mitgenommen und in Tränen aufgelöst, dachte ich an das, was du über die Vernunft gesagt hast, die deiner Meinung nach kunstvoll über die Welt regiert und uns dazu bevollmächtigt, auf unserer Ebene über ihre Harmonie zu walten. Nimmst du dir nach dem Aufeinanderprallen der Waffen manchmal Zeit, die römischen Leichen zu betrachten, die neben denen der Feinde über die Ebene verteilt auf der blutigen Erde liegen? Zu welcher „natürlichen Schönheit", wie du sagst, trägt der Krieg bei, wo er allenfalls Teile tausender

verrenkter und verunstalteter menschlicher Körper ausstellt?" Und weiter beschreibt er die Worte des Hegesias, genannt der Verzweifelte, der ausführt: „Kein Mensch kennt das Glück: Sein unablässig von Leiden heimgesuchter Körper steckt seine Seele an, die ebenfalls Opfer unheilbarer Qualen ist; seine Hoffnungen werden allesamt vom Zufall vernichtet." (Schiffter, 2016, S. 109)

Lucius Verus spricht einen wichtigen Aspekt an, mit dem die Stoiker sich auseinandersetzen mussten; und auch in unserer Zeit hat sich daran nichts geändert. Wir werden nahezu täglich mit unvorstellbarem Leid konfrontiert, ähnlich dem das Lucius Verus hier beschreibt. Wie können wir also rational bleiben und sogar dankbar dafür sein, dass es so zugeht in der Welt? Wie können wir glauben, dass alles einen Sinn hat und die Natur alles ordnet, wenn gleichzeitig überall in der Welt Menschen sinnlos durch Gewalt, Hunger und Katastrophen verletzt werden oder sterben? Wie sollen wir auf Leid reagieren, dass anderen und uns selbst widerfährt?

Lucius Verus versuchte sein Leiden durch ein ausschweifendes Leben zu betäuben. Er gab sich der Verschwendung, Drogen und Alkohol hin, und beklagte doch eine große Leere und Lebensüberdruss. Er hat damit indirekt und ungewollt zu noch mehr Leid beigetragen, bei sich selbst und anderen. Marcus Aurelius, der Stoiker, entschied sich dafür, das Leben mit Dankbarkeit zu betrachten und sich als Teil der *Vernunftseele* zu sehen, ohne sich zu sehr in das Leiden zu verstricken, also zu akzeptieren, was nicht seiner Kontrolle unterlag. Er hat versucht, durch seine Hingabe zur stoischen Philosophie und Selbsterkenntnis, Leiden zu verringern, sofern es in seiner Macht stand. Er war der Überzeugung, dass wenn er tugendhaft handelt, also weise, mutig, diszipliniert und gerecht, er zu einer gerechteren Welt beitragen kann. Dies ermöglichte ihm, trotz der schwierigen Situation, in der er sich befand (das Römische Reich wurde vielfach, beispielsweise durch die Germanen, angegriffen, und Marcus verbrachte ein Großteil seiner Lebenszeit in Feldlagern), dankbar zu bleiben und nicht zu verbittern. Sein Tagebuch gibt uns zudem Zeugnis davon, dass er dem stoischen Dogma treu blieb, dass alles erträglich und von den eigenen Ansichten abhängig ist:

„Keinem Menschen kann etwas zustoßen, was nicht ein spezifisch menschliches Ereignis ist […]. Wenn nun einem jeden das passiert, was üblich und naturbedingt ist, warum grollst du dann? Denn die allgemeine Natur brachte dir nichts, was für dich unerträglich ist." (Aurel, 8.46)

Ich stimme dem zwar nicht vollkommen zu, denn es gibt Schicksalsschläge und Umstände, die sinnlos und in ihrem Ausmaß unmenschlich erscheinen und es auch sind, aber wir können all das Leiden in der Welt nicht dadurch verringern, dass wir verbittern, uns ablenken oder uns betäuben, wie Verus das versucht haben mag. Wir müssen es als Bestandteil einer Welt akzeptieren, die nicht perfekt und oft ungerecht, aber auch schön ist. Dankbar können wir sein für das Schöne und für Menschen, die uns in Krisenzeiten unterstützen, für die Fähigkeiten, die uns vermittelt wurden, um mit Widrigkeiten umzugehen und auch für eine Lebensphilosophie, die uns dabei hilft, trotz allem das Gute zu sehen und es zu fördern. Wir können unsere Dankbarkeit auf den *persönlichen Bereich* (Freunde, Kollegen) richten oder uns an der Schönheit der Natur erfreuen oder Dankbarkeit als Emotion pflegen, wenn uns etwas Positives widerfahren ist. Dankbar zu sein schließt nicht aus, Leid zu sehen und sich dagegen zu engagieren, im Gegenteil, gerade dadurch, dass wir das Leid der anderen sehen, können wir dankbar sein für die Bedingungen, in denen wir leben. Das mag dazu führen, dass wir zufriedener sind, weniger wollen, und es kann uns dazu motivieren, anderen zu helfen, die es hart getroffen hat.

Resümee: Dankbarkeit

Dankbar zu sein und das Schicksal anzunehmen sind wichtige Pfeiler der stoischen Philosophie. Dankbarkeit bedeutet demnach auch sittliche Vollkommenheit, wie Seneca betont:

> „… *so wollen wir auch gleichermaßen folgendes dem Volk glauben, dass nichts sittlich vollkommener ist, als eine dankbare Gesinnung.*" (Seneca, Briefe, 10.30)

Es existieren wenige wissenschaftliche Befunde in der Psychologie, die ähnlich konsistent sind wie die Studienergebnisse zur positiven Auswirkung einer dankbaren Grundhaltung auf unser psychisches Befinden. Wenn man dies bedenkt, stellt sich zwangsläufig die Frage: *Warum zeigen wir unsere Dankbarkeit so selten?* Es scheint, dass wir unsere Energie oft in die falschen *Glücksbringer* investieren.

Praktische Übungen: Dankbarkeit schulen

1. Stoische Übung: *Meditatio malorum*: Wie wäre Ihr Leben, wenn Bedeutsames verloren ginge? Wenn Sie beispielsweise in Armut leben müssten oder eine wichtige Person verlören? Diese kurze Meditation kann Ihnen

dazu verhelfen, wertzuschätzen und dankbar dafür zu sein, was Sie (oder andere Menschen, die Ihnen wichtig sind) im Moment als Selbstverständlichkeit annehmen. Alternativ können Sie sich auch mit der Vergänglichkeit auseinandersetzen (memento mori), so wird jeder gelebte Moment ein Geschenk, für das Sie dankbar sein können. Diese Übungen können jedoch schwierig sein, sofern Sie Ihre Lebensbedingungen aktuell belasten – oder Sie Ihr Leben gar als sinnlos empfinden. In diesem Falle können Sie versuchen, für Momente der Schönheit in der Natur oder hilfreiche Menschen dankbar zu sein.

2. Dankbarkeitsübungen aus der positiven Psychologie wie u. a. ein *Dankbarkeitstagebuch* zu führen, also aufzuschreiben, wofür man an diesem Tag dankbar ist, oder das Visualisieren von drei Dingen, für die Sie am jeweiligen Tag dankbar waren, haben sich als wirksam zur Steigerung des eigenen Wohlbefindens erwiesen.

Literatur

Algoe, S. B. (2012). Find, remind, and bind: The functions of gratitude in everyday relationships. *Social and Personality Psychology Compass, 6*(6), 455–469. https://doi.org/10.1111/j.1751-9004.2012.00439.x.

Bartlett, M. Y., & DeSteno, D. (2006). Gratitude and prosocial behavior: Helping when it costs you. *Psychological Science, 17*(4), 319–325. https://doi.org/10.1111/j.1467-9280.2006.01705.x.

DeSteno, D., Li, Y., Dickens, L., & Lerner, J. S. (2014). Gratitude: A tool for reducing economic impatience. *Psychological Science, 25*(6), 1262–1267. https://doi.org/10.1177/0956797614529979.

Emmons, R. A., & Crumpler, C. A. (2000). Gratitude as a human strength: Appraising the evidence. *Journal of social and clinical psychology, 19*(1), 56–69. https://doi.org/10.1521/jscp.2000.19.1.56.

Emmons, R. A., & McCullough, M. E. (2003). Counting blessings versus burdens: An experimental investigation of gratitude and subjective well-being in daily life. *Journal of Personality and Social Psychology, 84*(2), 377–389. https://doi.org/10.1037/0022-3514.84.2.377.

Lambert, N. M., Clark, M. S., Durtschi, J., Fincham, F. D., & Graham, S. M. (2010). Benefits of expressing gratitude: Expressing gratitude to a partner changes one's view of the relationship. *Psychological Science, 21*(4), 574–580. https://doi.org/10.1177/0956797610364003.

Salzgeber, J. (2019). *Das kleine Handbuch des Stoizismus.* FinanzBuch Verlag.

Schiffter, F. (2016). *Der ethische Bluff: Gegen die Händler der Weisheit.* Berlin University Press.

Seligman, E. P., Park, N., & Peterson, C. (2005). Positive psychology progress: empirical validation of interventions. *American Psychologist, 60*, 410–421. https://doi.org/10.1037/0003-066X.60.5.410.

Seppala, E. (2016). *The happiness track: How to apply the science of happiness to accelerate your success.* HarperCollins. https://books.google.co.uk/books?id=dTJfrgEACAAJ.

Watkins, P. C., Woodward, K., Stone, T., & Kolts, R. L. (2003). Gratitude and happiness: Development of a measure of gratitude, and relationships with subjective well-being. *Social Behavior and Personality: An international journal, 31*(5), 431–451. https://doi.org/10.2224/sbp.2003.31.5.431.

Wood, A. M., Joseph, S., & Maltby, J. (2008). Gratitude uniquely predicts satisfaction with life: Incremental validity above the domains and facets of the five factor model. *Personality and Individual Differences, 45*(1), 49–54. https://doi.org/10.1016/j.paid.2008.02.019.

Wood, A. M., Froh, J. J., & Geraghty, A. W. (2010). Gratitude and well-being: A review and theoretical integration. *Clinical Psychology Review, 30*(7), 890–905. https://doi.org/10.1016/j.cpr.2010.03.005.

Moderner, gesunder Stoizismus als Wegweiser für ein gelungenes Leben

Was verstehe ich unter einem modernen, gesunden Stoizismus?

„Halte nie einen für glücklich, der vom glücklichen Erfolg abhängt." (Seneca, 16.98.1)

Meiner Ansicht nach beruht moderner Stoizismus auf der antiken stoischen Philosophie, berücksichtigt jedoch die aktuellen Befunde zur Emotions- und Glücksforschung, von denen ich einige in diesem Buch dargestellt habe. Grundsätzlich geht es darum, einige der Annahmen der Stoiker abzu- schwächen, beziehungsweise zu präzisieren. Zumal sollten wir uns deutlich machen, dass gesunder Stoizismus nichts mit elitärem Denken oder einer Philosophie der Stärke (oder der Starken) zu tun hat, in der jegliche Form emotionalen Erlebens verneint wird. Mit den Worten von Nancy Sherman: *Psychologische Meisterschaft darf nicht auf Kosten der menschlichen Verletzlichkeit gehen* (Sherman, 2022, S. 264). Folgend führe ich sechs Modifikationen der antiken stoischen Philosophie auf (was keineswegs erschöpfend ist und sich nur auf die stoische Ethik bezieht), die meiner Auffassung nach einen modernen, gesunden Stoizismus kennzeichnen. Anschließend nenne ich Gründe, warum meiner Meinung nach der Stoizismus auch heute noch seine Gültigkeit hat:

1. Moderner Stoizismus berücksichtigt, dass die Kontrollfrage, also die dichotome Aufteilung von Bedingungen in *unterliegt unserer Kontrolle oder nicht,* in Richtung eines dimensionalen Verständnisses geändert

S. Barnow, *Was macht ein gelungenes Leben aus?*, https://doi.org/10.1007/978-3-662-67315-7_10

werden sollte, *sodass Bedingungen mehr oder weniger unserer Kontrolle unterliegen.* Das gibt uns mehr Handlungsspielraum. Anerkennung und Wohlstand unterliegen uns beispielsweise teilweise, da sie auch von unserem Verhalten und Lebensstil abhängen. Emotionen und Gedanken können wir beeinflussen und regulieren, aber ihre Kontrolle unterliegt uns nicht vollständig (anders als die antiken Stoiker glaubten; siehe auch Prinzip 3, Kap. 5).

2. Wir müssen akzeptieren, dass die menschliche Vernunft weniger mächtig ist, als die Stoiker glaubten. Unser Denken, Fühlen und Verhalten sind durch bio-psycho-soziale Einflüsse bedingt, deren Zusammenspiel wir nicht immer verstehen. Allerdings können wir uns in der Anwendung der Vernunft schulen und hierbei Fortschritte erzielen, sofern wir die stoische Philosophie nicht nur passiv konsumieren, sondern deren Maximen auch aktiv leben.

3. Eine Kernannahme des antiken Stoizismus fokussiert darauf, sich von der Abhängigkeit von äußeren Bedingungen, die nicht unserer Kontrolle unterliegen, durch eine innere Haltung der Akzeptanz und Gelassenheit zu befreien. Wir sollten uns jedoch eingestehen, dass wir nicht unbezwingbar sind und dass soziale Beziehungen, die Liebe und Verbundenheit mit anderen Menschen, uns auch verletzlich machen. Die antiken Stoiker haben uns hierbei hervorragende Hilfen vermittelt, wie wir mit dieser Verletzlichkeit umgehen können.

4. Die antiken Stoiker waren der Auffassung, dass wir unsere Emotionen beherrschen sollten, um die Ataraxie zu erreichen. Dies wird durch die moderne Forschung präzisiert. Ein wesentliches Ergebnis der Forschung ist hierbei, dass, je größer unser Repertoire an Techniken zur Emotionsregulation und je häufiger wir diese anwenden, desto effektiver werden wir unsere Emotionen regulieren können (De France & Hollenstein, 2017). *Das ermöglicht uns, Gefühle zuzulassen, sie je nach Bedarf abzumildern oder ihnen unsere Zustimmung zu verweigern, gegebenenfalls auch sie zu verstärken.* Es geht also um die flexible Regulation unserer Emotionen, nicht um deren Beherrschung. Somit können auch negative Emotionen hilfreich sein, sofern wir sie in die richtigen Bahnen lenken oder als Motivation zur Änderung gegebener Umstände akzeptieren. Dies steht jedoch nicht im Widerspruch zu den Vorstellungen der Stoiker, denn man könnte die stoische Lebensweise durchaus als eine Übung von Neubewertungen ansehen, eine Art generelles Reappraisaltraining. Damit meine ich, dass viele Zitate uns im Grunde dazu auffordern, eine differente Perspektive einzunehmen, die es uns erlaubt, möglicher-

weise dysfunktionale Ansichten und Werte zu hinterfragen und durch angemessenere, hilfreiche Bewertungen zu ersetzen.

5. Die antiken Stoiker haben den äußeren Bedingungen wenig Bedeutung für die Eudämonie eingeräumt. Sie haben jedoch nicht abgestritten, dass Bedingungen existieren, die hilfreicher sind als andere, und auch ein Stoiker würde die ersteren vorziehen, allerdings ohne dass dies einen wesentlichen Einfluss auf die innere Ruhe und Freiheit hätte. Das hat damit zu tun, dass für einen Stoiker allein die Tatsache, sich tugendhaft zu verhalten, ausreicht bzw. notwendige Bedingung dafür ist, um ein gelungenes Leben zu führen. Die Forschung zeigt jedoch, dass eine Vielzahl von (auch äußeren) Bedingungen auf unser Glückserleben einwirken. Vernunft und Tugend sind zwar scharfe Schwerter gegen negative Emotionen, sie bedingen jedoch nicht automatisch, inwieweit Menschen sich selbst als glücklich einschätzen oder glauben ein gutes, gelungenes Leben zu führen. In einer Studie, in der Expertinnen der Glücksforschung danach befragt wurden, welche Bedingungen maßgeblich zu einem glücklichen Leben beitragen, zeigte sich beispielsweise, dass übereinstimmend folgende Faktoren als besonders bedeutsam gelten (Buettner et al., 2020): *Qualität sozialer Beziehungen* (u. a. Familie, Freunde, soziale Aktivitäten mit Arbeitskollegen, Großzügigkeit, Freundlichkeit); *Lebensstil* (u. a. mentale, physische Aktivität, Ernährung); *Sinn* (u. a. Glaube oder Lebensphilosophie, Generosität); *Selbstfürsorge* (u. a. Gesundheitsverhalten).
Äußere Bedingungen können unser Wohlbefinden also signifikant beeinflussen und sind somit nicht per se gleichgültig für unser Lebensglück. *Allerdings bedeutet das nicht, dass wir die grundsätzliche Idee, dass unser Glück zu großen Teilen eine innere Einstellung ist, verwerfen sollten.*

6. Die Stoiker gingen davon aus, dass Widrigkeiten zum Leben dazu gehören und wir unser Schicksal nicht nur annehmen, sondern sogar freudig umarmen sollten. Sie glaubten, dass Widrigkeiten uns die Möglichkeit geben, unseren Charakter auszubilden und stoische Lebensmaximen zu erproben. Dem soll nicht widersprochen werden. Allerdings hat dies seine Grenzen. Vor allem sehr negative Ereignisse, wie der Tod des Ehepartners oder gar Kindes und Traumata, erfordern enorme Anpassungsleistungen, wobei die Forschung zeigt, dass die Verarbeitung solcher schweren Schicksalsschläge mehrere Jahre benötigen kann, bevor das ursprüngliche Glücksniveau (wenn überhaupt) wiederhergestellt ist (Diener et al., 2006). Andere Studien dokumentieren, dass ein gewisses Ausmaß an Widrigkeiten im Leben zwar hilfreich ist, jedoch zu viele solcher Ereignisse sich negativ auf das Wohlbefinden auswirken

können (Seery et al., 2010). Zumal müssen für ein Wachstum nach leidvollen Erfahrungen bestimmte Voraussetzungen erfüllt sein, wie beispielsweise das Erleben von Sinn, die Vertiefung von Beziehungen, Glaube oder anderen Wertesystemen (u. a. auch stoischer Prinzipien) und Entwicklung neuer Möglichkeiten (Killam, 2015). Das Argument, dass die stoische Lebensphilosophie dazu beitragen kann, besser mit solchen Herausforderungen umzugehen, bleibt jedoch solange gültig, bis das Gegenteil bewiesen wird.

Zusammenfassend modifiziert ein moderner, gesunder Stoizismus die antike stoische Philosophie also in folgenden, zentralen Aspekten. Erstens, anstatt der Beherrschung der Gefühle wird eine flexible Regulation angestrebt. Zweitens, die Dichotomie zwischen Bedingungen, die unserer Kontrolle unterliegen wird in Richtung eines dimensionalen Verständnisses verändert, in dem bestimmte Umstände mehr oder weniger unserer Kontrolle unterliegen. Dies ist wichtig, weil sich daraus Konsequenzen für die Art und Weise, wie wir Emotionen regulieren, ergeben. Drittens, es wird eingeräumt, dass bestimmte, auch äußere Bedingungen Einfluss auf Wohlbefinden und Eudämonie haben und dass es bedeutsam ist, dies anzuerkennen. Insofern wird die stoische Maxime, dass die Tugend in Form der vollkommenen Vernunft das alleinige wahre Glück bewirkt, abgeschwächt, ohne jedoch die Bedeutung der Vernunft für ein gelungenes Leben zu leugnen. Zudem sollten wir uns vor Augen führen: *Niemand ist ohne Mühe gut.*

Gründe für die aktuelle Bedeutung eines modernen, gesunden Stoizismus

Die stoische Philosophie ermuntert uns, unser Glück in die eigenen Hände zu nehmen. Sie fokussiert auf Selbstbeherrschung, Mut, Gerechtigkeit, Beruhigung, Emotionskontrolle, Engagement für die Gemeinschaft, Akzeptanz und Dankbarkeit. Zumal können wir uns von dem Verlangen befreien, es allen recht machen zu wollen. Betrachtet man sich die emotional aufgeladenen Debatten in den sozialen Medien, die Digitalisierung menschlicher Begegnungen, die Entfremdung von Natur und Stille, sind die stoischen Tugenden wie Geduld, innere Ruhe, Fokus und Selbstkontrolle wichtiger denn je. Auch die Ermutigung, Schicksalsschläge und Widrigkeiten als Herausforderung anzusehen und die Selbsterkenntnis und Selbstverbesserung anzustreben, sind aktuell genauso bedeutsam wie zu Zeiten der Stoiker. Der Ansatz, nachdem es sinnvoll sein kann, anstatt immer mehr

Wünsche zu entwickeln, das Wollen zu hinterfragen, passt zu unserem Zeitgeist. Der Stoizismus weist zudem Bezüge zur modernen Psychologie auf und ist ein Vorläufer kognitiver Emotionstheorien und der kognitiven Verhaltenstherapie. Stoiker ermuntern uns zu einer positiveren Haltung gegenüber uns selbst, ein Thema der positiven Psychologie und Glücksforschung. Viele Techniken der Stoa dienten vor allem dem Zweck, Menschen dabei zu helfen, ein gelungenes Leben zu führen. Ich würde sogar so weit gehen, die stoische Philosophie als eine Art umfängliches Neubewertungstraining zu verstehen. Aus meiner Sicht macht das einen Großteil ihrer hohen Attraktivität und Wirkung aus. Der Fokus liegt hierbei weniger auf Hedonismus und dem Erleben positiver Emotionen (ohne diese jedoch zu verdammen), sondern auf der Verantwortungsübernahme und Suche nach Sinn und Gemeinschaft.

Empirische Belege der Wirksamkeit: moderner Stoizismus als Intervention

Als Wissenschaftler habe ich mich natürlich gefragt, ob empirische Befunde existieren, die zeigen, dass ein Leben auf Grundlage stoischer Maximen positive Auswirkungen auf Wohlbefinden, Lebenszufriedenheit und Sinnhaftigkeit des Lebens haben kann. Mit dieser Frage wollen wir uns folgend auseinandersetzen.

Stoische Woche

Jedes Jahr veranstaltet die Organisation *Modern Stoicism* einen kostenlosen Online-Lehrgang, in dem Teilnehmende eine Woche lang mittels gezielter Übungen nach den Prinzipien des Stoizismus leben. Dieses E-Learning Programm besteht aus einer Broschüre, Videos und Diskussionsgruppen, in denen stoisches Wissen und Übungen vermittelt und diskutiert werden (zu finden unter www.modernstoicism.com). Stoische Übungen umfassten beispielsweise die *Perspektive von oben* sowie die gedankliche Akzeptanz von Ereignissen im Außen, die nicht der eigenen Kontrolle unterliegen, zudem den Umgang mit Gefühlen und der Erstellung eines stoischen Werkzeugkastens. Die stoische Woche stand 2021 unter dem Leitmotiv des Wohlbefindens. Hierzu wurden die ca. 1400 Teilnehmerinnen und Teilnehmer unter anderem mit dem „WHO-5-Fragebogen zum Wohlbefinden", einem bekannten Messinstrument der Weltgesundheitsorganisation befragt. Auf einer Skala von 0–5 (0 = nie, 5 = immer) schätzten die Teilnehmenden ein, wie oft sie sich in der letzten Woche gut gelaunt, gelassen, ausgeruht bzw.

energetisch fühlten und wie oft sie ihren Alltag als voller interessanter Dinge erlebten. Etwa 33 % der Teilnehmenden (N = 459) füllten die Fragebögen zu beiden Messzeitpunkten (vor und nach der stoischen Woche) aus und beendeten die stoische Woche erfolgreich.

In der Bewertung ihres subjektiven psychischen Wohlbefindens, über alle Fragen hinweg, zeigten die Teilnehmenden im Schnitt eine Zunahme von etwa 25 % bezüglich der Zustimmung zu den einzelnen Fragen, nachdem sie eine Woche lang die zur Verfügung gestellten Übungen durchführten. Am höchsten war der Anstieg der Zustimmung auf die Frage: *Ich habe mich aktiv und energetisch gefühlt* (von 2,3 auf 3,3, 40,3 % Anstieg). Auch ihr tägliches Leben bewerteten die Teilnehmenden im Mittel nach der stoischen Woche als häufiger interessant (mit einem Zuwachs von 20,2 %), fühlten sich beim Aufwachen öfter frisch und ausgeruht (+18,5 %) sowie häufiger froher und guter Laune (+12,5 %). Zusätzlich wurde mit weiteren Fragebögen wie der *Satisfaction with life scale* (Diener et al., 1985) eine Zunahme der Lebenszufriedenheit (+14,5 %) gefunden, in der Flourishing Scale (Diener et al., 2009) ergab sich eine Zunahme psychischen Wohlbefindens (+11,5 %) der Teilnehmenden im Vorher-Nachher-Vergleich.

Zusammenfassend zeigten sich Verbesserungen in einigen Bereichen des Wohlbefindens und Lebenszufriedenheit sowie verstärkt positive Emotionen, nachdem die stoische Woche absolviert wurde. Allerdings muss man hierbei bedenken, dass nur ein Drittel der Teilnehmenden in den Analysen berücksichtigt wurde, sodass unklar bleibt, inwieweit die Effekte Bestand haben, wenn für alle Teilnehmenden die Werte vorgelegen hätten. Zudem lassen die Daten keinen Rückschluss darauf zu, ob die stoischen Techniken und Inhalte für die Effekte verantwortlich waren oder beispielsweise das Gefühl, mit Gleichgesinnten zusammen zu sein. Zudem bleibt unklar, welche Dosis nötig ist, um signifikante Effekte zu erreichen, wobei die Teilnehmenden angaben, sich täglich etwa 40 min mit den Übungen beschäftigt zu haben.

Weitere empirische Befunde

Auf der Suche nach weiteren Wirksamkeitsnachweisen für die stoische Praxis fanden wir unter den Schlagworten *stoicism and well-being* einige sowohl positive als auch kritisch zu beleuchtende Studienergebnisse. Fabjanski und Brymer haben konzeptuell untersucht, wie sich stoische und buddhistische Prinzipien mit Erfahrungen in der Natur kombinieren lassen, um Gesundheit und Wohlbefinden zu steigern (Fabjanski & Brymer, 2017). Die Autoren argumentieren, dass philosophische Perspektiven aus dem Buddhismus (wie die Achtsamkeit) und dem Stoizismus (wie etwa die *Ataraxia,* als innere Haltung der Gelassenheit gegenüber den Widrigkeiten des Lebens) hierbei einen soliden Rahmen für die Gestaltung von Interventionen bieten. So schlagen die Forschenden drei wesentliche Interventionen vor, die beide Traditionen vereinen:

* Kognitive Techniken, wie auch angewandt in der modernen Verhaltenstherapie (u. a. Neubewertung)
* Das Kontemplieren des eigenen Lebens und der eigenen Ziele
* Herausfordern und Hinterfragen eigener Überzeugungen, um umfassende Selbsterkenntnis zu erlangen

Die Autoren bieten eine theoretische Klärung der Frage, wie stoische Techniken die Gesundheit und das Wohlbefinden fördern können, ohne jedoch genauere Instruktionen oder ein Manual zu liefern. Die empirische Erprobung der Vorschläge ist ebenso vonnöten, bietet aber einen interessanten Ansatz für mögliche weitere (experimentelle, nicht konzeptuelle) Studien.

In einer weiteren Studie untersuchten Menzies und Whittle das Potenzial stoischer Haltungen für die Therapie von pathologischer Angst vor dem Tod (Menzies & Whittle, 2022). Durch den bereits diskutierten Einfluss des Stoizismus auf die Kognitive Verhaltenstherapie (KVT) sehen die Autoren in Konzepten wie der Negativen Visualisierung, Perspektivwechseln oder einer Haltung der Akzeptanz des Unkontrollierbaren eine mögliche Intervention für Betroffene.

Ein zentrales Prinzip sowohl des Stoizismus als auch der KVT ist der Gedanke, dass es unsere Überzeugungen und Interpretationen sind, die die Ursache von Angst darstellen. Für die Stoiker war das Ende des Lebens, wie auch mit „Amor Fati" umschrieben, ein unkontrollierbarer und notwendiger Teil menschlichen Schicksals, den es anzunehmen gilt. Menschen mit Todesangst sind oft der Meinung, dass das Leben zu kurz sei. Im Gegensatz zu dieser Ansicht vertraten die Stoiker die Auffassung, dass die genaue Länge des eigenen Lebens tatsächlich unwichtig ist; vielmehr kommt es auf die Qualität des Lebens an. Die Autoren empfehlen neben den bereits erwähnten stoischen Übungen auch die Integration einer Dankbarkeitspraxis in die Therapie. Vorläufige Ergebnisse in der Empirie deuten bislang darauf hin, dass eine KVT-basierte Behandlung, die stoische Ansichten über den Tod einbezieht, die Angst vor dem Tod zu verringern scheint. Dennoch sind auch hier weitere Studien erforderlich, um zu untersuchen, ob Interventionen, die sich auf die stoische Philosophie stützen, Todesangst signifikant reduzieren können, die Ergänzung bestehender Behandlungen durch eine Komponente mit stoischen Ansätzen zum Tod einen positiven Effekt auf die Todesangst haben könnte und die Erhöhung speziell der Todesakzeptanz (durch Interventionen, die auf dem Stoizismus beruhen) hierbei die allgemeine psychische Gesundheit und das Wohlbefinden verbessern kann.

Brown und Kollegen ließen Studierende der Medizin in ihrem praktischen Jahr ein zwölftägiges Online-Training stoischer Übungen mit dem Titel *„SeRenE"- Stoic rEflection for ResiliENce and Empathy* durchführen (Brown et al., 2022). Gerade weil in der Medizin Fachkräften durch hohe Belastung viel abverlangt wird, bietet das entwickelte Training mit Übungen, wie der Negativen Visualisierung, dem achtsamen Wahrnehmen der eigenen Gefühle sowie einer Morgen- und Abendreflexion über die Ziele und Geschehnisse des aktuellen Tages, den Teilnehmenden einen Werkzeugkasten stoischer Weisheiten für die Praxis. Es wurde als angeleitetes Reflexionstagebuch mit praktischen Übungen so konzipiert, dass es täglich etwa 15–20 min in Anspruch nimmt die Übungen durchzuführen, die Teilnehmenden verbrachten hiermit im Schnitt aber sogar 23 min täglich. Die Autoren betrachteten die Effekte des Trainings in einem Prä-/Postvergleich, indem sie stoische Haltungen, Resilienz, sowie Empathiefähigkeit der Studierenden jeweils mit spezifischen Fragebögen vor und nach der Intervention abfragten und die Teilnehmenden sowohl nach dem Training als auch zwei Monate später noch einmal durch die Studienleitung interviewen ließen. Hierbei stellte sich heraus, dass sich rein quantitativ alle betrachteten Maße (u. a. Empathie und Resilienz) verbesserten, qualitativ zeigte sich ein noch aufschlussreicheres Bild: Die negative Visualisierung etwa half den Medizinstudierenden dabei, emotional und praktisch auf die Herausforderungen ihrer klinischen Arbeit besser vorbereitet zu sein und trug positiv zu ihrer Selbstwirksamkeit und Planungsfähigkeit bei, die auch in Zusammenhang mit akademischem Erfolg stehen. Die Achtsamkeitsübung motivierte sie dazu, über ihre Gedanken und Gefühle zu reflektieren und ermöglichte es ihnen, sich empathischer in ihre Patienten hineinzuversetzen. Insgesamt finden sich Hinweise darauf, dass das gemeinsam mit Psychotherapeuten entwickelte Training einen positiven Einfluss auf Resilienz und Empathie hat. Von generalisierenden Annahmen ist bei nur 24 Absolventen zwar dringend abzusehen, die Ergebnisse lassen aber eine erste, vielversprechende Wirkung stoischer Übung erahnen, die es sich lohnt, in größerem Umfang zu evaluieren.

Kritische Befunde

Führt ein Verinnerlichen stoischer Prinzipien zu verändertem Gesundheitsverhalten? Um diese Frage zu beantworten, entwickelten Pathak und

Kolleginnen einen Fragebogen, der stoische Einstellungen auf den vier Dimensionen *stoic taciturnity* (in etwa: Zurückhaltung beim Äußern von Problemen oder Gefühlen), *stoisches Aushalten, stoische Gelassenheit* und *stoische Gleichgültigkeit gegenüber dem Tod* misst (Pathak et al., 2017). Die Autoren betrachteten für ihre Forschung die potenziellen Auswirkungen dieser Einstellungen im Gesundheitsbereich und sehen aufgrund früherer Forschung bei Menschen mit stoischen Einstellungen etwa ein Hindernis, sich bei Krankheitssymptomen frühzeitig Hilfe zu suchen. Hierbei müssen jedoch die Dimensionen des entwickelten Fragebogens diskutiert werden, um eine solche Implikation bzw. Hypothese differenziert zu beleuchten: *Stoische Zurückhaltung* als Dimension beschreibt die Überzeugung, dass man seine Probleme und Gefühle vor anderen verbergen sollte. *Stoisches Aushalten* ist definiert als Überzeugung, dass es physisches Leiden ohne Beschwerden auszuhalten gilt. Doch sind dies korrekte Interpretationen der stoischen Lehre? Wie bereits in früheren Kapiteln diskutiert, ranken sich zahlreiche Vorurteile um die Lehren des Stoizismus. So steht beispielsweise das stille Ertragen von Leid der ursprünglichen stoischen Gedankenschule entgegen; getreu *Amor Fati* hielten die Stoiker das Liebenlernen des eigenen Schicksals sowie das aktive Gestalten des eigenen Handlungsspielraums für erstrebenswert. Zumal ist es unvernünftig, sich bei Schmerzen und Erkrankungen nicht behandeln zu lassen, kein Stoiker hätte dies bestritten.

In einer weiteren Studie mit dem Titel *Misunderstood Stoicism* untersuchten Karl und Kolleginnen (Karl et al., 2022) unter Verwendung des soeben diskutierten Fragebogens die unterschiedlichen Auswirkungen einer aus ihrer Sicht fehlinterpretierten stoischen Ideologie auf das eudaimonische und hedonische Wohlbefinden, in drei verschiedenen kulturellen Kontexten (Neuseeland, Norwegen und den USA). Gemessen wurden mit diversen Fragebögen die Glücksorientierung oder Lebenszufriedenheit insgesamt bzw. in mehreren Facetten, Hedonie (in Lebensfreude und -zufriedenheit) sowie Eudämonie (in Selbstwertgefühl, Zielstrebigkeit, Optimismus und der Sinnhaftigkeit des eigenen Daseins). Glücksorientierung meint hierbei zwei erfasste Dimensionen: „Ein Leben voller Freude" und „Ein Leben voller Bedeutung" (Peterson et al., 2005). Beispielaussagen für jede Dimension sind: „Das Leben ist zu kurz, um die Vergnügungen, die es bieten kann, aufzuschieben." (Hedonie); „Ich habe die Verantwortung, die Welt zu einem besseren Ort zu machen" (Eudämonie). Insgesamt konnten die Forschenden zeigen, dass die stoische Ideologie sowohl mit dem hedonischen als auch mit dem eudaimonischen Wohlbefinden negativ zusammenhängt. Mit Blick auf spezifische Verbindungen fanden sie hierbei besonders ausgeprägte Effekte für Stoische Zurückhaltung (keine Emotionen auszudrücken) sowie Stoische

Gelassenheit (intensive Emotionen zu meiden). Die Ausnahme bildete die hedonistische Orientierung zu Glück, die nur mit Stoischer Gelassenheit verbunden war. Dieses Muster deutet darauf hin, dass die Tendenz und der Wunsch, die eigenen Emotionen zu unterdrücken, sowohl was das Erleben als auch den Ausdruck betrifft, mit einem geringeren hedonischen und eudaimonischen Wohlbefinden verbunden ist. Auch in klinischen Studien, in denen der Einfluss stoischer Haltungen auf Psychopathologie untersucht wurde, findet sich eine häufige Umsetzung des Begriffs *stoic* oder *stoicism* im Sinne eines passiven Verhaltens, etwa des stillen Ertragens von Schmerzen oder eines Nicht- bzw. zu spätem Aufsuchen notwendiger medizinischer Hilfe (Cagle & Bunting, 2017; Janal, 1996; Yong et al., 2001). Wie bereits dargelegt wurde (siehe Prinzip 3: Gelassener Umgang mit Emotionen, Kap. 5), wissen wir aus der modernen Forschung zu Emotionsregulation, dass die Restriktion von Gefühlen bzw. deren Unterdrückung keine produktiven Strategien darstellen, mit den eigenen Gefühlen umzugehen (Aldao et al., 2010; Barnow et al., 2013; Dalgleish et al., 2009; Gross & John, 2003; Hayes et al., 2010; Hofmann et al., 2009; Hu et al., 2014), sodass die oben dargestellten Befunde nicht überraschen. Die Stoiker haben jedoch eine Vielzahl von hilfreichen Strategien vorgeschlagen, Emotionen abzumildern, wie unter anderem den Perspektivwechsel. Zudem ist Kern des Stoizismus die praktische Umsetzung und das Üben hilfreicher Techniken zur Emotionskontrolle und keineswegs ein passives Ertragen von Schmerz, negativen Emotionen und Widrigkeiten.

Zusammengefasst findet die hier vorgestellte Literatur einen negativen Zusammenhang zwischen einer stoischen Ideologie und Wohlbefinden, misst allerdings jene Ansichten als gängige Misinterpretation der stoischen Lehre, wie ich sie zum Teil unter *Vorurteile zur stoischen Philosophie* (Kap. 1) behandelt habe. Diese Erkenntnisse können Forschenden jedoch potenziell dabei helfen, in künftigen Interventionen gängigen Vorurteilen über den Stoizismus gezielt entgegenzuwirken und Vorwissen sinnvoll zu ergänzen, um den negativen Effekt einer falsch verstandenen oder reduktionistischen stoischen Ideologie zu adressieren.

Resümee Empirie

In der modernen Forschung zeigt sich, dass die Anwendung stoischer Praktiken sich positiv auf Wohlbefinden und Gesundheit auswirken kann. Hierbei kommt es jedoch darauf an, wie man Einstellungen und Verhalten als Ausdruck stoischer Prinzipien in klarer Abgrenzung zu gängigen Vorurteilen über den Stoizismus definiert. Als noch junges Forschungsfeld gilt es hier nun in den nächsten Jahren, auf den bereits erfolgten Arbeiten aufzubauen und die stoische Philosophie in breiter Praxisanwendung weiter empirisch zu untersuchen.

Literatur

Aldao, A., Nolen-Hoeksema, S., & Schweizer, S. (2010). Emotion-regulation strategies across psychopathology: A meta-analytic review [Meta-Analysis]. *Clinical Psychology Review, 30*(2), 217–237. https://doi.org/10.1016/j.cpr.2009.11.004.

Barnow, S., Aldinger, M., Ulrich, I., & Stopsack, M. (2013). Emotionsregulation bei Depression: Ein multimethodaler überblick. = Emotion regulation in depression: An overview of results using various methods. *Psychologische Rundschau, 64*(4), 235–243. https://doi.org/10.1026/0033-3042/a000172.

Brown, M. E. L., MacLellan, A., Laughey, W., Omer, U., Himmi, G., LeBon, T., & Finn, G. M. (2022). Can Stoic training develop medical student empathy and resilience? A mixed-methods study. *BMC Medical Education, 22*(1), 340. https://doi.org/10.1186/s12909-022-03391-x.

Buettner, D., Nelson, T., & Veenhoven, R. (2020). Ways to greater happiness: A delphi study. *Journal of Happiness Studies, 21*(8), 2789–2806. https://doi.org/10.1007/s10902-019-00199-3.

Cagle, J., & Bunting, M. (2017). Patient reluctance to discuss pain: Understanding stoicism, stigma, and other contributing factors. *Journal of Social Work in End-of-Life & Palliative Care, 13*(1), 27–43. https://doi.org/10.1080/15524256.2017.1282917.

Dalgleish, T., Yiend, J., Schweizer, S., & Dunn, B. D. (2009). Ironic effects of emotion suppression when recounting distressing memories. *Emotion, 9*(5), 744–749. https://doi.org/10.1037/a0017290.

De France, K., & Hollenstein, T. (2017). Assessing emotion regulation repertoires: The regulation of emotion systems survey. *Personality and Individual Differences, 119*, 204–215. https://doi.org/10.1016/j.paid.2017.07.018.

Diener, E., Emmons, R. A., Larsen, R. J., & Griffin, S. (1985). The satisfaction with life scale. *Journal of Personality Assessment, 49*, 71–75. https://doi.org/10.1207/s15327752jpa4901_13.

Diener, E., Lucas, R. E., & Scollon, C. N. (2006). Beyond the hedonic treadmill: Revising the adaptation theory of well-being. *American Psychologist, 61*(4), 305–314. https://doi.org/10.1037/0003-066X.61.4.305.

Diener, E., Wirtz, D., Biswas-Diener, R., Tov, W., Kim-Prieto, C., Choi, D., & Oishi, S. (2009). New measures of well-being. In E. Diener (Hrsg.), *Assessing well-being: The collected works of ed diener* (S. 247–266). Springer Netherlands. https://doi.org/10.1007/978-90-481-2354-4_12.

Fabjanski, M., & Brymer, E. (2017). Enhancing health and wellbeing through immersion in nature: A conceptual perspective combining the Stoic and Buddhist traditions. *Frontiers in Psychology, 8*, 1573. https://doi.org/10.3389/fpsyg.2017.01573.

Gross, J. J., & John, O. P. (2003). Individual differences in two emotion regulation processes: Implications for affect, relationships, and well-being. *Journal of Personality and Social Psychology, 85*(2), 348–362. https://doi.org/10.1037/0022-3514.85.2.348.

Hayes, J. P., Morey, R. A., Petty, C. M., Seth, S., Smoski, M. J., McCarthy, G., & Labar, K. S. (2010). Staying cool when things get hot: Emotion regulation modulates neural mechanisms of memory encoding. *Frontiers in Human Neuroscience, 4*, 230. https://doi.org/10.3389/fnhum.2010.00230.

Hofmann, S. G., Heering, S., Sawyer, A. T., & Asnaani, A. (2009). How to handle anxiety: The effects of reappraisal, acceptance, and suppression strategies on anxious arousal [Randomized Controlled Trial Research Support, N.I.H., Extramural]. *Behaviour Research and Therapy, 47*(5), 389–394. https://doi.org/10.1016/j.brat.2009.02.010.

Hu, T., Zhang, D., Wang, J., Mistry, R., Ran, G., & Wang, X. (2014). Relation between emotion regulation and mental health: A meta-analysis review. *Psychological Reports, 114*(2), 341–362. https://doi.org/10.2466/03.20.PR0.114k22w4.

Janal, M. N. (1996). Pain sensitivity, exercise and stoicism. *Journal of the Royal Society of Medicine, 89*(7), 376–381. https://doi.org/10.1177/014107689608900706.

Karl, J. A., Verhaeghen, P., Aikman, S. N., Solem, S., Lassen, E. R., & Fischer, R. (2022). Misunderstood stoicism: The negative association between Stoic ideology and well-being. *Journal of Happiness Studies, 23*(7), 3531–3547. https://doi.org/10.1007/s10902-022-00563-w.

Killam, A. (2015). How to find meaning in suffering. Scientific American. https://www.scientificamerican.com/article/how-to-find-meaning-in-suffering/.

Menzies, R. E., & Whittle, L. F. (2022). Stoicism and death acceptance: Integrating Stoic philosophy in cognitive behaviour therapy for death anxiety. *Discover Psychology, 2*(1). https://doi.org/10.1007/s44202-022-00023-9.

Pathak, E. B., Wieten, S. E., & Wheldon, C. W. (2017). Stoic beliefs and health: Development and preliminary validation of the Pathak-Wieten stoicism ideology scale. *British Medical Journal Open, 7*(11), e015137. https://doi.org/10.1136/bmjopen-2016-015137.

Peterson, C., Park, N., & Seligman, M. E. P. (2005). Orientations to happiness and life satisfaction: The full life versus the empty life. *Journal of Happiness Studies, 6*(1), 25–41. https://doi.org/10.1007/s10902-004-1278-z.

Seery, M. D., Holman, E. A., & Silver, R. C. (2010). Whatever does not kill us: Cumulative lifetime adversity, vulnerability, and resilience. *Journal Personality Social Psychology, 99*(6), 1025–1041. https://doi.org/10.1037/a0021344.

Sherman, N. (2022). *Stoische Weisheit: Alte Lektionen für moderne Resilienz.* FinanzBuch Verlag.

Yong, H.-H., Gibson, S. J., de L. Horne, D. J., & Helme, R. D. (2001). Development of a pain attitudes questionnaire to assess stoicism and cautiousness for possible age differences. *The Journals of Gerontology: Series B, 56*(5), P279–P284. https://doi.org/10.1093/geronb/56.5.P279.

Kurzbiografien: Das Leben von Aurelius, Seneca und Epiktet

Marcus Aurelius (121–180 n. Chr.)

Marcus Aurelius war von 161 n. Chr. bis zu seinem Tode römischer Kaiser und wohl der mächtigste Mann seiner Zeit, gleichzeitig jedoch auch Philosoph und Stoiker. Seine Selbstbetrachtungen hat er in Form eines Tagebuchs geschrieben. Sie sind gekennzeichnet durch Intelligenz, Bescheidenheit, Ehrlichkeit, Kraft und hohe Rationalität. Er war, wie andere Stoiker auch, davon überzeugt, dass die äußeren Bedingungen nicht bedeutsam für das Wohlergehen sind, sondern stattdessen unsere Reaktion auf diese. Das ist besonders eindrucksvoll, da er die Möglichkeit hatte, sich nahezu jede Form von materiellem Besitz anzueignen. Marcus Aurelius glaubte jedoch nicht daran, dass die Befriedigung unserer Impulse und Verlangen glücklich macht und ging stattdessen davon aus (in Übereinstimmung mit der Affektlehre der Stoiker), dass wir zuallererst lernen müssen, unsere Affekte so zu regulieren, dass sie dem vernünftigen Handeln nicht im Wege stehen. Das Endziel war hierbei die Apathie, also das Freisein von den (negativen, störenden) Affekten. Dabei war ihm bewusst, dass Emotionen wie Zorn, Hass, Freude, Angst, Furcht, Ekel, Scham usw. tief in uns verwurzelt sind und Bedingungen auftreten können, in denen wir diesen Gefühlen hilflos ausgeliefert zu sein scheinen. Seine Selbstbetrachtungen lassen sich u. a. als Anleitungen für den Umgang mit diesen Gefühlen lesen. Aurel hat die einzelnen Einträge in Tagebuchform geschrieben, diese waren also nicht zur Veröffentlichung, sondern für ihn selbst gedacht; etwas, das wir heute therapeutisches Schreiben nennen würden.

© Der/die Autor(en), exklusiv lizenziert an Springer-Verlag GmbH, DE, ein Teil von
Springer Nature 2023
S. Barnow, *Was macht ein gelungenes Leben aus?*,
https://doi.org/10.1007/978-3-662-67315-7_11

Epiktet (50–120. N. Chr.)

Epiktet wurde versklavt und später freigelassen. Er kannte also die Gefühle, die aus fehlender Kontrolle über die eigene Situation resultieren und die unmenschlichen Praktiken der Versklavung. Trotzdem konnte er die Vorlesungen des Stoikers Musonius Rufus besuchen und hat später, nach seiner Freilassung, die stoische Philosophie in einer eindrucksvollen, plastischen Art und Weise gelehrt. Kaum ein anderer stoischer Text weist eine derartige Dichte und Anschaulichkeit auf, wie dies bei Epiktet der Fall ist. Das macht es nicht immer einfach, seine Ideen nachzuvollziehen, vor allem in den längeren Diskursen. Epiktet war ein Rationalist, der davon überzeugt war, dass keinerlei äußere Bedingung (selbst der Tod eines Kindes und Folter) den inneren Frieden eines geschulten Philosophen stören kann; er hat jedoch eingeräumt, dass dies eine Idealbild ist, dem kein realer Mensch entspricht. Seine Themen sind vor allem die Erlangung der Unabhängigkeit und Freiheit von äußeren Bedingungen, sein wohl bekanntester Ausspruch spiegelt das wider:

> *„Nicht die Dinge selbst beunruhigen die Menschen, sondern ihre Urteile und Meinungen über sie.“* (Epiktet, 15.5)

Darin fasst er den Grundgedanken der Stoa zusammen: Es sind die inneren Bedingungen, Einstellungen und Überzeugungen, die wir beeinflussen können. Dies können wir weder anderen überlassen noch jene dafür verantwortlich machen, wenn sich unser Befinden nicht bessert. Bis zu seinem Tode leitete Epiktet eine philosophische Schule in Nikopolis, wo er, nachdem der damalige Kaiser Domitian alle Philosophen aus Rom ausweisen ließ, lebte und lehrte. Von ihm selbst gibt es keine Schriften, auch sonst ist wenig über sein Leben bekannt. Die vorliegenden Zitate stammen von seinem Schüler Flavius Arranius, der die Lehrgespräche und Vorträge aufzeichnete (zum Leben und Einführung in Epiktets Schriften siehe Nachwort von Rainer Nickel, Epiktet et al., 2014).

Lucius Annaeus Seneca (von der Zeitwende bis 65 n. Chr.)

Lucius Annaeus Seneca war einer der einflussreichsten Römer seiner Zeit und u. a. auch mehrere Jahre der Berater von Nero. Er wurde wegen einer (angeblichen) Beziehung zur Schwester des Kaisers Caligula nach Korsika verbannt (wahrscheinlich handelte es sich dabei aber um eine Verleumdung), kehrte später jedoch nach Rom zurück, bevor er sich endgültig aus der Politik zurückzog. Dann verurteilte ihn sein ehemaliger Schüler und jetziger Kaiser Nero aufgrund einer angeblichen Mittäterschaft bei einer Verschwörung zum Tode, überließ es jedoch Seneca, sich selbst zu töten. Es heißt, dass Seneca das Urteil gelassen hinnahm und, wie es die Stoa lehrt, ohne Zorn und Angst sein Leben beendete. Man hat ihm Heuchelei vorgeworfen, da er selbst reich und während seiner aktiven Zeit in der Politik sehr mächtig gewesen war (also die äußeren Güter hoch bewertete, anstatt sie als indifferent anzusehen). Das vernachlässigt jedoch Senecas Entwicklung hin zum Besseren, die er lebenslang konsequent verfolgte. Als er beispielsweise realisierte, dass der Rat zur Milde, den er Kaiser Nero zu vermitteln versuchte, nicht fruchtete und dieser seine Macht und Aggression zunehmend hemmungslos auslebte, bat er darum sich aus der Politik zurückziehen zu dürfen, was ihm jedoch nicht gewährt wurde. Zuvor hatte er trotz Verbannung mehrere Trostschriften, u. a. an seine Mutter verfasst. Seneca hat sich intensiv damit auseinandergesetzt, wie sich die Ataraxie erreichen lässt. Wie die meisten Stoiker war er der Überzeugung, dass ein freies, sinnvolles Leben die Dominanz der Vernunft voraussetzt. Senecas Schriften sind vielleicht die Elegantesten. Sein Werk ist umfassend und behandelt Themen wie die Seelenruhe, Freundschaft, das Glückliche Leben und Gemütsruhe, sowie Trostschriften und Dramen. Ich beziehe mich überwiegend auf die *Briefe an Lucilius*. In dialogischer Form teilt er seinem gebildeten Freund Lucilius seine philosophischen Ansichten mit, wohl wissend, dass er selbst in Gefahr ist und dadurch, dass er die Briefe an Lucilius sendet, seine Schriften möglicherweise in Sicherheit bringt. Seine Briefe sind eine hervorragende Quelle der stoischen Weisheit. Ein Beispiel:

> „Ich will sagen, wie man einen Gesunden erkennt: Wenn er mit sich selbst zufrieden ist, wenn er sich selbst vertraut, wenn er weiß, dass alle Wünsche der Sterblichen, alle Wohltaten, die erbeten und erwiesen werden für ein glückliches Leben keine Bedeutung haben. Denn wo irgendetwas hinzukommen kann, das ist unvollkommen." (Seneca, 8.72)

Literatur

Aurel, M. (2020). *Selbstbetrachtungen: In einer Neuübersetzung von Gregory Hays.* FinanzBuch Verlag.

Epiktet, Teles, & Musonius Rufus, G. (2014). Diatriben (Lehrgespräche). In R. Nickel (Hrsg.), *Ausgewählte Schriften. Giechisch – Deutsch (Sammlung Tusculum).* De Gruyter Akademie Forschung.

Epiktet. (2011). *Anleitung zum glücklichen Leben/Encheiridion (Handbuch der Moral). Griechisch – Deutsch (Sammlung Tusculum)* (R. Nickel, Ed. 1st ed.). De Gruyter Akademische Forschung.

Long, A. A. (2019). Epiktet. *Über die Kunst der inneren Freiheit*. Finanzbuch Verlag.

Seneca (2014). Briefe an Lucilius. Reclam (Nachwort Marion Giebel)

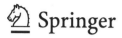
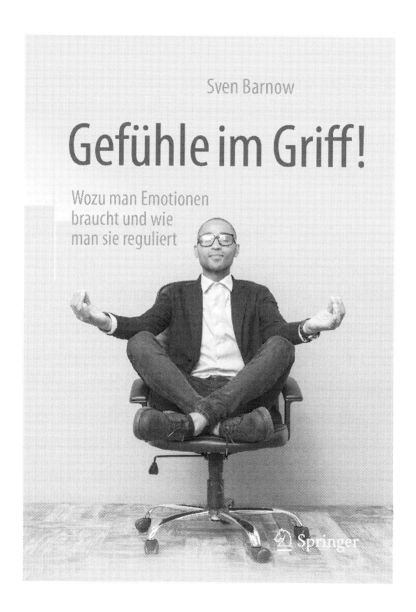

Printed in the United States
by Baker & Taylor Publisher Services